3日間でカラダ美人
酵素ファスティング・ダイエット

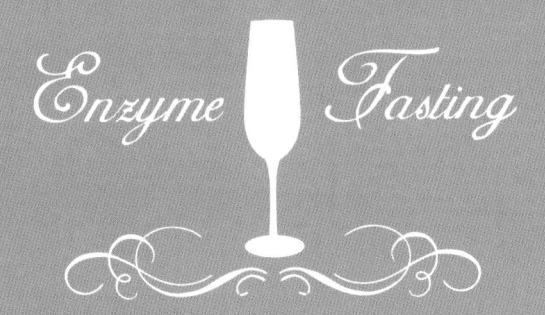

Enzyme Fasting

酵素ファスティング研究委員会 著

Introduction
はじめに

ずっとキレイでいたい健康でいたい
その願いを叶える方法を教えます。

ちまたに溢れる美容法や健康法、エステ、高級美容液や、補正下着、サプリメント……。もちろん、これらを利用することで効果を感じることはできるでしょう。でも、それらを使わなくなったらどうでしょうか？ またもとの体に戻ってしまいますね。そう、これらの方法やアイテムは、使い続けなければ意味がありません。それは本当の意味での健康や美しさと言えるでしょうか？

私たちは本来、健康で美しく生きる力を備えていますし、そう生きるようにプログラミングされています。ただその力をきちんと使えずにいるだけなのです。現代社会には、環境ホルモンや添加物、農薬などの有害物質で溢れています。これらが体に溜まってしまい、その健康で美しく生きるための力が発揮できていないのです。

私たちの体は、私たちが食べたもの、吸収したものでできています。ピュアで生命力のあるものを取り入れていれば、体もそのようになりますし、反対に、化学物質や添加物、農薬にまみれた生命力のないものを食べて

いれば、生命力のある体にはなれません。

真の健康と美容を求めるなら、食べるものを変えればいいのです。コスメや健康食品に高いお金を出し続ける必要はないのです。とはいえ、汚い水の入ったコップにきれいな水を注いでも、コップの中はいつまでも濁ったままであるように、体の中に毒素が溜まった状態でいくらオーガニックで自然なもの、ヘルシーなものを摂っていても意味がありません。まずは汚い水を一回捨て、それからキレイな水を入れるように、体も一度毒素を出し、リセットすることが必要なのです。

酵素ファスティングは、体に溜まった毒素をデトックスし、私たちが本来持っている健康で美しく生きる力を正常に発揮できるようにする方法です。酵素ファスティングをすることで、体は歴然と変わります。五感が冴え、頭もクリアになるため、見える世界がこれまでとは全く違う物に感じられるかもしれません。そして、定期的に続けることで、次第に生命力に満ちあふれ、内側から美しさが溢れ出します。

まずは3日間の酵素ファスティングで、新しい自分に生まれかわる心地よさを実感してみませんか？

What's Enzyme fasting?
酵素ファスティングとは？

栄養素を摂りながら内臓を休ませて細胞から生まれ変わる

「酵素ファスティング」とは、いわゆる断食のことです。ただ、食べないだけの断食ではなく、必要な栄養素を補いながらも、固形物を食べないことで、内臓を休める方法が特に「酵素ファスティング」と呼ばれています。

人間の体は、絶えず消化・吸収・運搬・代謝・排出を繰り返しています。このプロセスには酵素が必要不可欠ですが、体内で作られる酵素の量は決まっていると言われています。また、体内で働く酵素には、消化・吸収に関わる消化酵素と、新陳代謝や有害物質の除去、自然治癒力、免疫力向上、細胞の修復やリセットに関わる代謝酵素がありますが、通常の生活を送っていると、ほとんどの酵素が消化酵素として使われてしまい、代謝酵素として使われる分はごくわずかです。つまり、現代人の体は消化・吸収をするばかりで、体のメンテナンスができていない状態と言えます。

消化酵素ばかりを使い、代謝酵素がパワーダウンしていると、不調のある細胞の修復ができず、新陳代謝がうまく行えません。そのために、肥

満や慢性的な体調不良、生活習慣病などの問題が現れてしまいます。

さらに、体内で作られるエネルギーの約80％が消化に使われると言われ、消化・吸収の作業には大きなエネルギーが費やされています。体にとって、消化することは最大のストレスなのです。

常に働き続け、疲れた内臓を酵素ファスティングによって休ませると、代謝酵素をきちんと働かせることができます。これにより、味覚をはじめとする五感がするどくなる・肌がキレイになる・免疫力がUPするなどのリセット効果、有害物質を排出する・腸内環境が良くなる・肝機能が改善する・脂肪が燃えるなどのデトックス効果があります。

ただし、水だけの断食は酵素を作り出すのに必要な栄養素がない上、消化機能を休止すると、有害物質が急激に血液に流れ出て、解毒・排泄器官に負担になってしまいます。そして、処理ができない有害物質は、再び血流に乗って全身を巡ることに。この悪影響は計り知れません。そのため、必要な栄養素、とくに食物酵素を効率よく、充分に、そして消化に負担をかけずに摂りながら内臓を休めることが重要なのです。

3日間でカラダ美人 酵素ファスティング・ダイエット
CONTENTS

Chapter 1
Experiences 体験談
著名人も注目する酵素ファスティング
芸能人やアスリートも酵素ファスティングを取り入れている……9
インタビュー　いとうゆき／宇多川 久美子……10
　　　　　　　木下 あおい／窪山 佐和子……12
酵素ファスティング体験者の変化
奥野ユキコ／木村藤子……14

Chapter 2
Lesson 勉強編
酵素ファスティングの仕組み
病気や体の不調、肌荒れ、すべては細胞の異変からはじまっている……19
毎日食べているものが細胞を変化させている……20
ポイントは消化を休めながら栄養素を補給すること……21
インタビュー　山田豊文……22　宗像久男……24

Chapter 3
Practice 実践編
酵素ファスティングに挑戦
酵素ファスティングをはじめる前に用意したいもの……27
準備期……28
酵素ファスティングで気をつけたいこと……29
ファスティング期1日目……30
ファスティング期2日目……32
ファスティング期3日目……34
復食期・基本の回復食メニュー……36
酵素ファスティングQ&A……38

はじめに……2
酵素ファスティングとは……4

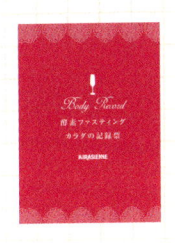

巻末小冊子
- 酵素ファスティング
- カラダの記録票

Chapter 4
After Care part1 アフターケア編1
酵素ファスティング後の食生活

酵素ファスティングよりも大切な復食期の食事…41

復食期の食事…42

体に優しい調味料の選び方…43

朝食……体調や目的に合わせて選びたい4つのスムージー…44
フルーツサラダにぴったりのソース…46

昼食……黒米のごはんスープ／海藻と大根おろしの寒天サラダ…48
あおさ海苔のベジ・コンソメスープ／アボカド納豆おろしそば…50
豆乳茶碗蒸し／玄米味噌おじや／さつまいもすり流し汁…52

夕食……ひよこ豆のミネストローネ／マリネ野菜のローカレー／きのこの玄米リゾット…54
ガスパチョ／さつまいもと黒テンペのサラダ…56
トマトみそのせ3色ネバネバ丼／柚子塩麹ピクルス／酒粕入り根菜みそ汁…58
かぼちゃとブロッコリーの豆腐グラタン／枝豆と塩麹のスープ…60
にんじんとかぼちゃのポタージュ／
りんごと野菜の千切りサラダ オレンジハーブドレッシング／野菜おろしハンバーグ…62

間食……2種の甘酒アイス／キウイフルーツのムース…64
りんごとにんじんのコンポート／いちごと豆乳のババロア…66

Chapter 5
After Care part2 アフターケア編2
酵素ファスティング後の過ごし方

整えた体をキープして痩せやすく太りにくい体作りを…69

ファスティングヨガ・窪田多恵子…70

半日酵素ファスティング…74

おわりに…75

アイテム…76

インフォメーション…78

Chapter 1

Experiences

体験談

著名人も注目する
酵素ファスティング

芸能人やアスリートも酵素ファスティングを取り入れている

一流のアスリートや芸能人、アーティストは常にベストな状態に保つため、心と身体をストイックといえるまでにケアしています。そんな彼らの中には、酵素ファスティングを心身のケアの中心に取り入れている人が多数います。例えば酵素ファスティングをすると、味覚だけでなく五感すべてがシャープになります。これは微細な身体の調整を必要とするアスリートにとっても重要なこと。また頭が冴え、五感をフルに使う芸能人やアーティストにとっても重要なこと。また頭が冴え、五感をフルに使う芸能人やアーティストにとっても重要なこと。心は落ち着き、集中力も高まるため、大切な試合やステージなど、ここ一番の場面で本来の能力を最大限に発揮できるようになります。

酵素ファスティング後に好成績を残したトップアスリートは少なくありません。もちろんアスリートやアーティストのような大舞台ではなくとも、家事をはじめとする日常生活や、ビジネスシーンでの効率もアップします。

酵素ファスティングには、痩せて美しくなるだけではなく、それ以上のさまざまな効果があるのです。

Yuki Itoh
いとう ゆき

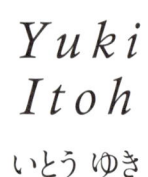

日本リビングフード協会 代表、ベジタリアン料理研究家。2005年に自身の病気を食事で克服した経験を基に「日本リビングフード協会」を設立。健康的な食生活とライフスタイルの普及活動に努める。
www.livingfood.jp

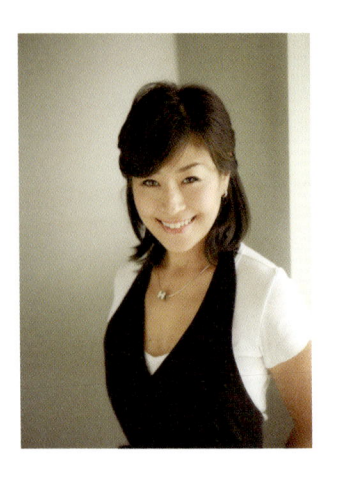

定期的な酵素ファスティングで
ワンランク上の健康をキープ

飲まず食わずの過酷な断食を経験したあとに出会ったのが、酵素ファスティング。現在は季節の変わり目ごとには必ず酵素ファスティングを実践し、体調がおかしいなと感じたときにも行っています。酵素ファスティングをしていると、エネルギーが体に満ちて、睡眠時間が短くても目覚めはいいし、集中力もアップ。生活のリズムが崩れて不調を感じてもすぐに回復します。

酵素ファスティングをはじめてから、本当の自分の健康の状態ってこれなんだと気づくことができました。体調が悪くなる前に実践すれば、すぐに調子が戻りますし、そのおかげで病気にも上手につきあえるようになりました。とくに病気ではなくても、疲れがたまりやすい、肩こり、生理痛はなくなり、生理痛も近なものにしたいと考えています。

どの慢性的な症状がある人には、些細なことだから我慢せずに、ぜひ酵素ファスティングを試してほしいと思います。

酵素ファスティングとリビングフードツアー

今年の2月には、酵素ファスティングとリビングフード回復食を行うツアーを、バリ島で開催しました。参加した方からは「意外と楽だった、来年も参加したい」という感想をいただいています。

今後は、海外だけではなく、国内でも酵素ファスティングを体験するリトリートやイベント、セミナーを開催し、酵素ファスティングを多くの人にとってもっと身近なものにしたいと考えています。

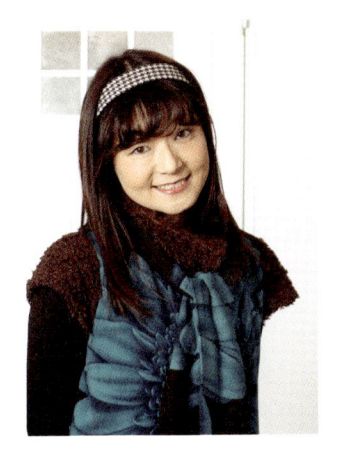

Kumiko Udagawa

宇多川 久美子

薬剤師として勤務するかたわら、ウォーキングトレーナーの資格、栄養学の博士号を取得し「薬を使わない薬剤師」として活動。「国際感食協会」理事として「感謝して・感動して・五感で食べる」ことの大切さを広めている。

食事や運動を見直す前にまずは酵素ファスティングで体をリセット

体を整える前にまずはリセット

薬剤師として健康を築くお手伝いをしているつもりだった私は、対処療法として薬を出し続けていることへ疑問を抱くようになりました。厚生労働省の生活習慣病の予防と対策のスローガンに「1に運動、2に食事、しっかり禁煙、最後に薬」とあるように、薬で症状を抑えることは最後の手段。そこで、ウォーキングトレーナー、栄養学博士としても健康を作るお手伝いをスタートしたのです。

初めて酵素ファスティングを体験したときの感想は「全然つらくないんだ」ということ。実は、ファスティング＝断食というイメージがあって、ものすごい覚悟を決めて臨まなければならないものだと思っていたのです。でも、発酵飲料で脳にブドウ糖を補給しながら行うため、楽しく酵素ファスティングすることができました。以来、2カ月に1回のペースで実践。酵素ファスティングをすると体がゆったりとして、キレイになっていくことを実感します。

そこで、現在は食事やウォーキング、ダイエットコンサルティングの際にも、まず酵素ファスティングで体をリセットすることを提案しています。そうすることで、ただ食事をかえて運動をするのとは違い、体がみるみる整っていくのです。

2009年に立ち上げた「感食協会」では、感動し、五感で食べることとともに、食べることの意味、食べないことの意味をお伝えしています。

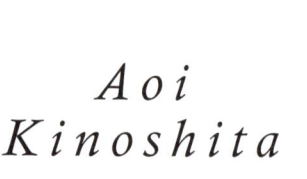

Aoi Kinoshita
木下 あおい

内側からの美を追求するインナービューティープランナー、管理栄養士として、自ら作る玄米菜食を提供する交流会の運営やファスティング合宿の企画、各種WEBマガジンや雑誌にてコラムの執筆、ラジオへの出演などを行う。

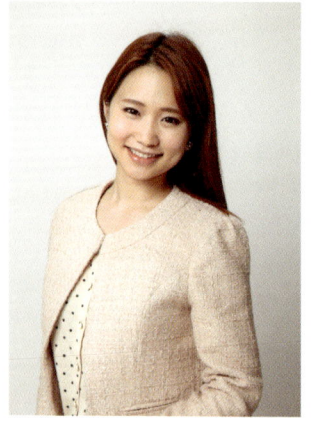

酵素ファスティングで体を休めていれば
体は軽く気分も爽快、自信も生まれる

内側からキレイになれる酵素ファスティング

アンチエイジングのためにデトックスする方法を探していたときに「断食」という言葉に出会いました。

初めて酵素ファスティングをしたのは2年前。ツアーに参加したのですが、すごくつらくないし、気分は爽快。全然つらくないし、気分は爽快。全然つらくないし、気分は爽快。全然体を休めるとすごく心地良いこと、内臓を休めることの素晴らしさを実感しました。それ以来すっかりファスティングの虜に。

酵素ファスティングを習慣にしてから、1カ月に1回体を休め、体調を整える時間を持っているということで、たとえどんなに忙しくても大丈夫、という自信がつきました。心のよりどころになっているという感じです。

私の仕事は、インナービューティーをお伝えするお仕事で、特に腸に優しい玄米菜食をテーマにしています。体をきれいにするためには、取り入れる事の前に、まず出すこと。つまり、デトックスが重要です。その最も有効な方法が酵素ファスティングだと考えています。脳を満足させるブドウ糖を含んだ発酵飲料を飲みながら行うため、つらさはありません。つらいとストレスになって休まらないし、続きませんから。

最近はファスティングツアーの企画をしていることもあり、1カ月に1回酵素ファスティングを実践しています。このツアーは忙しい方でも参加しやすい週末酵素ファスティングです。脳を満足させるブドウ糖を含んだ発酵飲料を飲みながら行うため、つらさはありません。つらいとストレスになって休まらないです。

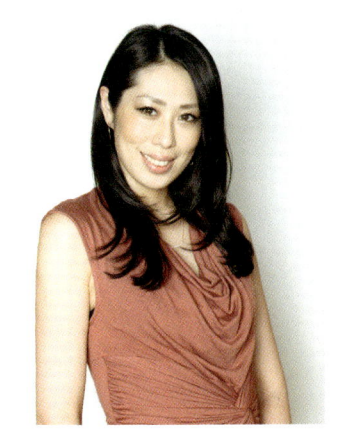

Sawako Kuboyama

窪山 佐和子

元モデル。幼少の頃は子役として TV 出演。事故で右半身麻痺に陥るものの、リハビリの末アパレルを立ち上げ渋谷 109 への出店を経験。療養中のドイツで出会ったファスティングを伝えるため、現在はファスティングビューティープロデューサーとして活動。

酵素ファスティングの素晴らしさを多くの人に伝えていきたい

酵素ファスティングで心も体もリセット

10年前にバイクで事故を起こしたときに神経を損傷して、毎日痛み止めを飲む日々が続いていました。仕事が多忙になり、食生活が乱れ、ホルモンバランスが崩れ、毎日38度以上の発熱。点滴を打ちながら仕事……。そしてとうとう心臓発作で倒れてしまったのです。

「死んでもおかしくない」そういう医者に言われて静養するためにに行ったドイツでは、朝だけジュース断食をしていました。すると、肌の調子が良くなり、それまで毎日通っていた病院にも、気づいたら行かなくなっていました。

そして2年前、発酵飲料を使う5日間の酵素ファスティングを初めて実践。2日目まではとてもつらかったのですが、3日目になると、突然頭が冴え、体も軽くなったのです。5回目くらいからは宿便も出るようになって、うれしさは倍増。

以来2年間、酵素ファスティングを続けていますが、昔はいつもイライラしていたのに、今はすべてのものに感謝できるようになりました。バイク事故にすら感謝しています。心までデトックスしてみたいです。

私の使命は、ファスティングビューティープロデューサーとして、いかに酵素ファスティングと体の仕組みをわかりやすく伝えることだと思っています。健康や美容に細胞レベルでアプローチできるのが酵素ファスティングの特長。心身ともに変われる、酵素ファスティングの素晴らしさをもっと伝えていきたいですね。

身体の声を聞いて自分の状態をチェック

酵素ファスティング体験者の変化

名前	奥野ユキコ
年齢	32歳
身長	158cm
職業	機能性食品メーカーで商品開発・イベント企画・広報、ファスティング・栄養指導

初めて断食をしたのは今から10年ほど前のこと。そのときは知識もなく、塩と水だけで過ごすものを実践しました。その後も野菜ジュースだけの断食をしたりしていました。

1年半ほど前に、発酵飲料を飲み行う酵素ファスティングを本格的に始めました。今では、月に1〜2回、3日以上必ず行っています。以前行っていた塩と水だけ、野菜ジュースだけの断食のときは、体調が良くなり、体重も減りますが、あくまでも一時的な変化でした。でも、酵素ファスティングを実践するようになってから、徐々に体脂肪や体重が落ちるように。多少戻ることもありますが、総じて減ってきていますし、食べ過ぎて太ってもすぐに元の体重に戻ります。

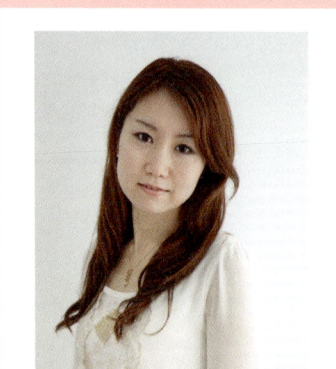

去年、原因不明の湿疹が全身に出たときに、酵素ファスティングをすぐに実行したら、3日間で何事もなかったようにキレイになってしまいました。

思考が冴えて精神的にも強くなる

酵素ファスティングをすることで、忍耐力がアップし、精神的にも強くなりました。特に、酵素ファスティング中は頭の回転が早くなり、思考がまとまりやすくなります。また、自分に今何が必要で、どこが弱っているかなど、身体の声をきちんと聞くことができるようになりました。

自分の身体と心の状態を知るためにも、酵素ファスティングは欠かせないものです。

14

3日間ファスティング DATA

	開始前	終了後	変化
体重	43.9kg	42.1kg	-1.8kg
体脂肪率	16.5%	15.9%	-0.6%
ウエスト	58.2cm	56.5cm	-1.7cm

わたしの酵素ファスティング生活

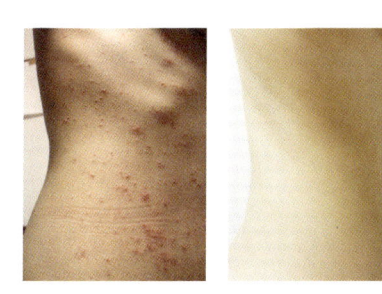

湿疹がキレイになった
去年、原因不明の湿疹が全身に発生。すぐに酵素ファスティングを実行したら、痕も残らずキレイに治りました。左写真、湿疹発症後。右写真が酵素ファスティング3日後。

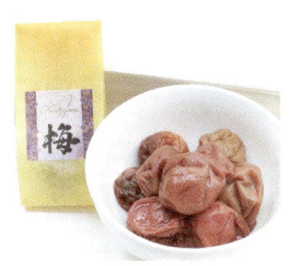

梅干しで元気回復
母が作ったお気に入りの発酵飲料で漬けこんだ梅干し。子どもの頃から毎日欠かさず食べています。おかゆと一緒に食べたり、疲れたときのおやつ代わりに。

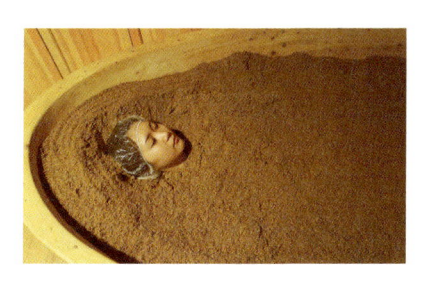

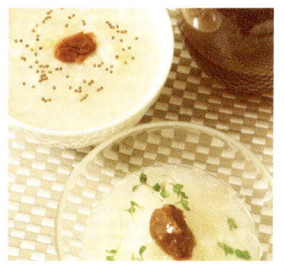

デトックスを高める酵素風呂
酵素ファスティング中、菌の発酵熱によってあたためる酵素風呂に入りに。じんわり汗がでてくるので、気持ちいい。

いつもの回復食
おかゆは梅干とえごまの実と一緒に。大根おろしには味噌と亜麻仁油、ブロッコリースプラウトを添えて。

酵素ファスティングは人生を輝かせてくれるもの

酵素ファスティング体験者の変化

名前　木村藤子
年齢　50歳
身長　156cm
職業　カラーセラピスト・ヒーラー
　　　天然石
　　　ジュエリークリエイター

胃腸の調子が悪くて入院をしたのをきっかけに、食生活を見直そうと勉強を始めました。その時、酵素が大切であることを知り、ローフード生活へスイッチしたのです。

初めて酵素ファスティングをしたのは2年半くらい前のとき。3日間の実践でしたが、体重も落ち、体調も良くなりました。また、ローフードに切り替えてから好転反応が紫色の斑点として皮膚に表れていたのですが、酵素ファスティング2日目からはその斑点が増えて濃くなり、デトックスしていることを実感しました。酵素ファスティング中は少し口さみしい感じはあったものの発酵飲料が美味しいので辛さはありませんでした。

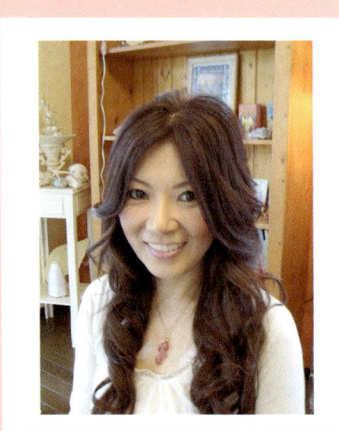

とはいえ、このときに"食べなくても大丈夫"だと分

かり、"食べなくてはいけない"というこれまでの常識が覆されたおかげで、考え方が柔軟になり、反対意見にも耳を傾けられるようになりました。

9日間の酵素ファスティングで劇的な変化

現在では2カ月に1度、定期的に酵素ファスティングを行っています。先日9日間、実践したのですが、4～5日目あたりから体の中からエネルギーが湧き出てきて、これまでに経験したことのないパワフルな自分を感じました。そして、色々な感覚が研ぎすまされていくことが分かりました。酵素ファスティングは私にとって自分を輝かせてくれる、なくてはならないものです。

3日間ファスティングDATA

	開始前	終了後	変化
体重	54kg	51kg	-3kg
体脂肪率	27%	24%	-3%
ウエスト	67cm	63cm	-4cm

わたしの酵素ファスティング生活

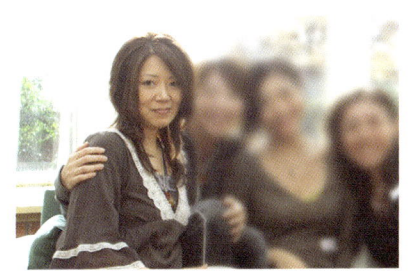

ムチムチボディを卒業!
ローフードと酵素ファスティングを実践することで、59kgだった体重を51kgまで減量! 写真左が以前の私。

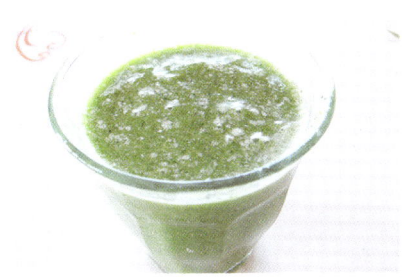

毎日欠かせないスムージー
準備食、回復食、そして普段の食前にもフルーツや野菜を使ったスムージーを必ず摂ります。写真はキウイフルーツとデーツのスムージー。

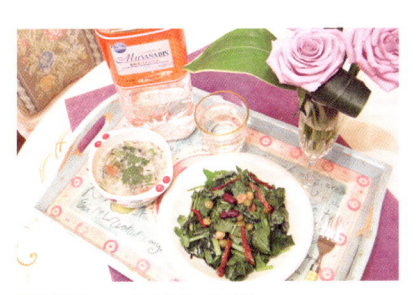

酵素たっぷりの食事
酵素の大切さを知ってから、普段の食事は酵素たっぷりのお野菜や発酵食品を意識した、ロー・リビングフード中心。

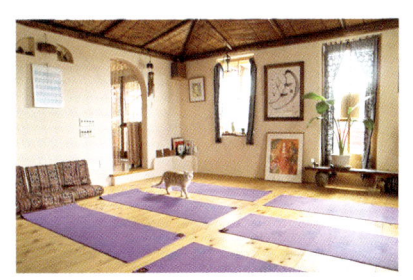

ヨガの集中力アップ
酵素ファスティング中にする、ヨガと瞑想はいつもより体が柔らかくなり頭もさえて集中力もさらにUP。

Chapter 2

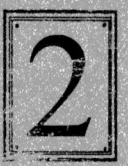

Lesson

勉強編

酵素ファスティングの
仕組み。

病気や体の不調、肌荒れ……
すべては細胞の異変からはじまっている

　現代の医療は「病気」になってからはじめて、症状を改善するための治療を開始します。しかし「病気」になる以前より、体内ではすでに異変が起きているのです。その最初の異常が起こるのが、生命最小単位である細胞。がんはこの細胞内のDNAが傷つけられることで突然変異し、増殖、やがて腫瘍へと変わる病気です。がんに限らず、すべての病気が起こる仕組みは同じなのです。どんな病気になるかは、それぞれ体の状態にもよりますが、はじまりはすべて細胞の異変によるものです。

　細胞に異常が起こると、細胞の結合体である組織が変化します。組織は内臓の器官を形成しているので、その変化は器官にまで及びます。病気と言われているのは、この器官が変化してからのこと。現在の初期の段階で対処をすることが大切なのです。

　病気に限らず、肌や髪の毛を構成しているのも細胞ですから、肌荒れやニキビ、しわやシミ、髪の傷みやパサつきなども、細胞の異変が原因です。つまり、細胞レベルからケアすれば、内側から輝くような健康や美を手にすることができるのです。

Mechanism
知っておきたい体のこと

毎日食べているものが細胞を変化させている

肌荒れや体の不調、病気などの原因となる細胞の変化は、なぜ起きるのでしょうか？ 最も大きな原因は毎日の食事にあります。細胞は常に作り替えられていますが、そのもとになるのが私たちが食べた物です。つまり、私たちの体はすべて、私たちが口にするものからできているのです。

私たちが食べた物は、まず消化酵素によって細かく分解されます。その分解された栄養素は、腸などの細胞から血液中に吸収されて、それぞれの細胞に運ばれていきます。そこで体の再生や活動のために作り替える代謝が行われます。そして、分解されなかったものは、便として体外に排出されるのです。この作業には、大きなエネルギーが使われており、体内で作られるエネルギーの約8割ともいわれています。

しかし、添加物や農薬などを含む食事や、栄養素が不足するようなバランスの悪い食事をしていると、このプロセスをスムーズに行うことができません。そのために、細胞を正常に作り替えることができずに変化がおき、さまざまな不調となって表れてしまうのです。

ポイントは消化を休めながら栄養素を補給すること

酵素ファスティングは、体の中をリセットし、このプロセスを円滑に行えるようにする有効な手段です。

このプロセスに大きく関わっているのが酵素ですが、その働きによって消化酵素と代謝酵素に分けられます。

消化酵素は、食べ物の分解や消化に関わり、代謝酵素は、細胞の不具合を調整したり修復したりすることに関わっています。この酵素の量には限りがありますが、この酵素のほとんどが消化に使われていると言われています。しかし、酵素ファスティングによって、消化器官を休めることで、消化に使われていた酵素を減らし、代謝酵素を活性化することができます。そうすることで、トラブルの起きている細胞を修復することができるのです。

この代謝酵素を活性化させるには、消化を休めるほかに、ビタミンやミネラル、酵素を供給することも大切です。酵素ファスティングでは、良質な発酵飲料などによってこれらの栄養素を取り入れながら消化を休めるため、より効率的に代謝を高めることができるのです。

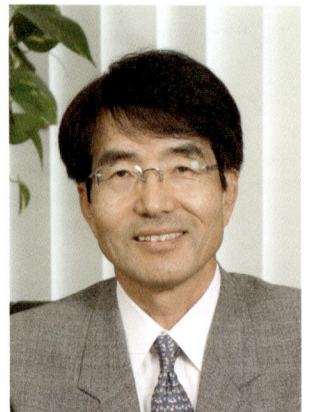

Toyofumi Yamada

山田 豊文

杏林予防医学研究所所長。日本ミネラルファスティング協会（JMFA）理事長。自然な手段を用いて健康状態を改善することこそが正しい「予防医学」であるという独自の理論を確立すると共に、酵素ファスティングの第一人者として多くの著名人の指導を行っている。著書に『脳がよみがえる断食力』（青春出版社）など。

酵素ファスティングで細胞を活性化し、本当の健康を手に入れる

アメリカでの体験から進化させた独自の断食法

1985年、アメリカの最新の栄養学を身につけるために渡米していた私は、新鮮な野菜や果物をジューサーで搾ったものを飲んで行う「ジュース断食（Juice Fasting）」を体験し、その潜在的な健康効果を自ら実感しました。このジュースにはミネラルやビタミンなど、私たちが不足しがちな栄養素を豊富に含んでおり、これらが健康効果をもたらしていたことは間違いありませんが、当時の私はそれに加えてジュースに含まれる「食物酵素」が大きな鍵を握っているのではないかと直感しました。

そこで、帰国後すぐに開発したのが、野菜や果物を発酵させることで食物酵素の含有量を大幅に増やした専用ジュースによる、独自の「酵素ファスティング」です。そして、スポーツ選手や芸能人といった著名な方々に対し、食事の改善と共にこの酵素ファスティングを行うようアドバイスしたところ、これまで何をやっても回復しなかった体調が劇的によくなったり、競技パフォーマンスが大きく向上したりしたのです。

これがテレビや新聞、雑誌などで取り上げられ、私が日本で初めて酵素ファスティングを知らしめたきっかけとなりました。その後日本でも酵素ファスティングがブームになり、「ファスティング」や「プチ断食」といった言葉が定着していったのです。

本当の健康とは、細胞から元気になること

皆さんは普段、何気なく当たり前のように毎日を過ごしていることと思いますが、仕事や勉強、趣味にいたるまで心や体が健康でなくては充実した生活を送ることができません。それにもかかわらず、健康の維持増進のための正しい情報はもちろんのこと、健康の本当の意味すら知る機会がないのが、今の日本です。

本当の健康とは、私たちの体を構成する約60兆個もの細胞ひとつひとつが正しく働いている状態です。全身の細胞が正しく働けば、私たちの体にもともと備わっている自然治癒力をフルに発揮し、心身の不調を改善したり、健康状態を今以上に高めたりすることができます。しかし、現代人は食の欧米化や環境汚染が進んだことにより、細胞が「不元気」になっています。これでは、いつまでたっても本

当の健康を取り戻せません。この状況を脱するには、まずは酵素ファスティングを行い、60兆個の細胞をリセットし、本来の機能を回復する必要があります。そして、細胞本来の力が戻ったところで「自然で良質な食べ物を少なく摂る」ことが極めて重要です。これが、細胞から元気になるためのポイントなのです。

今こそ世界に「日医」の力を示すとき

近年、中国の「中医」や韓国の「韓医」が世界で高く評価されるようになっています。どちらも、伝統的な方法を用いて体の持つ自然治癒力を高め、病気や心身の不調を治そうという考え方に基づくものです。つまり、症状を抑え込むことばかりに躍起になり、結果として細胞の自

然治癒力を妨げてしまっている慣習的な現代医療に見切りをつけ、いわば「細胞から元気になる自然療法」を見直そうという風潮に変わりつつあるのです。

大変喜ばしいことですが、中医や韓医に続き、私は日本の伝統医学（日医）を今こそ世界に示すべきだと考えています。その中核になるのが、日本で昔からなじみの深い発酵食品、そして断食です。味噌や納豆、漬け物をはじめ、日本はアジアの中でも発酵文化が最も根付いている国であり、そのノウハウを生かさない手はありません。

私たちは誰しも、計り知れない能力を秘めています。その能力を最大限に発揮すべく、ぜひとも酵素ファスティングを普段の生活に取り入れて、細胞から元気になる喜びを体感して下さい。

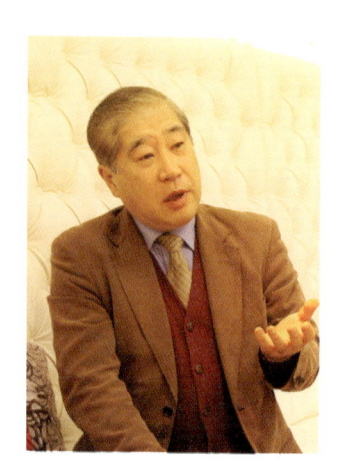

Hisao Munakata
宗像 久男

早稲田大学大学院卒業後、栄養補助食品の普及に10年間従事し、長崎大学医学部に入学。卒業後ナチュラルクリニック代々木院長に就任。専門は神経内科。現在は統合医学で健康になる会会長として活動。

食事を見直し酵素ファスティングでリセット
細胞の元気を保って健康で美しく

食べ過ぎが病気を招く

私は医師として日本からがんや難病をなくすために、優れた治療法や検査法、健康法の啓蒙と普及を行う活動をしています。とくに、日本人の死因トップであるがんを5年以内になくしたいと考えています。がんは細胞の代謝不全によって引き起こされる病気です。そのことに多くの人が気づき、適切に対処して細胞がきちんと代謝できるようになれば、がんはなくなると考えています。

そのような活動をしていく中で、酵素ファスティングに出会いました。ちょうど1年ほど前のことで、3日間のファスティングを行ったのですが、発酵飲料を使い、ブドウ糖や栄養素を補給しながら行ったため、空腹は感じませんでした。ただ、口がさみしいというか、何かを食べたいという欲求はありませんでしたね。

とはいえ、現代の日本のように、いつでも食事にありつけるという状況は人類の歴史が始まって以来、初めてのこと。生命は常に満腹でいるようにはプログラミングはされていません。そのため、飽食によって糖尿病や肥満、高血圧などの生活習慣病が深刻化しているのだと考えられます。

現在でも、何も食べずに生きている不食の人も確認されています。本来生命は、食べなくても生きていけるように作られているのかもしれません。

細胞を元気にすれば健康でいられる

私たちの体は、約60兆個の細胞からできています。つまりその1つ1つの細胞が元

気であれば、体も元気だということです。では細胞が元気であるために何が必要か。ま ず巡りがいいことが一番です。血流やリンパの流れがいいと、栄養素や酸素を細胞にきちんと運ぶことができますし、きちんと老廃物を排出することもできます。もちろん、その血液やリンパ液が健全であることも重要です。

酵素ファスティングはこれらに有効な手段といえます。内臓を休めることで、代謝が上がり、血液やリンパの流れが良くなります。また、ファスティングで代謝が上がると毒素を排出しやすくなり、そうすることで血液やリンパ液もきれいになるのです。

細胞が元気であれば、体に取り込んでしまった化学物質などの有害物質も排出することができますし、代謝がきちんとされていれば、がんにもなりません。細胞膜は、細胞を覆う膜である細胞膜はリン脂質でできているので、摂取する油にも気をつけなければなりません。細胞膜は、細胞と細胞を仕切るだけでなく、細胞の内側と外側の浸透圧を調整し、細胞が活動する

れが当たり前だったのです。自然が育んだ野菜には、様々な栄養素がたっぷりと含まれていましたが、農薬や化学肥料で育てられた現在の野菜栄養素は、かつてに比べて激減しています。また、細胞を覆う膜である細胞膜はリン脂質でできているので、摂取

とはいえ、最も大切なのは普段の食生活を見直すことです。かつて日本の農業は100％有機農法でした。そ

まずは自分の生活をきちんと見直す

りません。がんになったとしても、細胞を元気にしていけば治すこともできるのです。

のに必要な酸素や栄養素を摂り込みます。また、細胞の中に発生した老廃物を排泄したり、脳からの情報を伝達するなど、生命活動の基本とも言える役割を果たしています。ですから、油はオメガ3とオメガ6のバランスを考え、良質なものを選んでください。

そして、自分が自分の体に、今、何をしているのか。そのことに意識を向けてください。ビタミンやミネラル、酵素がしっかり摂れる食事をしているでしょうか？　まずは普段の食生活を見直して欲しいと思います。

元気な細胞を維持していれば、体に取り込んでしまった毒素もきちんと排出できるようになります。そして真の健康と美しさを手に入れてください。

25

Chapter
3
Practice

実践編

酵素ファスティングに挑戦

酵素ファスティングをはじめるまえに用意したいもの

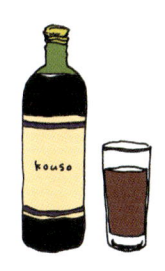

ファスティングジュース（発酵飲料）

酵素ファスティングに欠かせないのが、酵素やビタミン、ミネラルなど必要な栄養素を摂ることができる、食物繊維を含まない発酵飲料です。購入するときは、時間をかけて熟成発酵をさせたもの、低温殺菌で酵素や乳酸菌が生きているもの、無添加で残留農薬のないものを選びましょう。

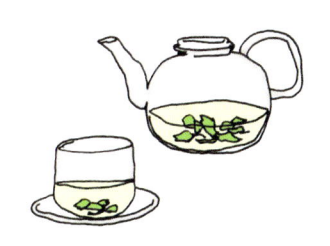

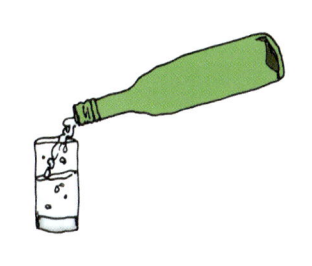

良質なお水

水は代謝酵素が働くために必要不可欠なもので、血液として酸素や栄養素を細胞に運搬し、体液の構成要素として細胞の働きを助け、老廃物の排出をする働きをします。そのため酵素ファスティング中は1日当たり約2ℓの水を必要とします。ミネラルが豊富なピュアな水を準備しましょう。

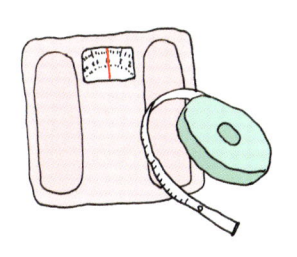

ノンカフェインの飲み物

ファスティング中、発酵飲料や水以外に摂って問題ないものは、ノンカフェインのお茶です。紅茶やコーヒー、緑茶はカフェインを含み、体に負担がかかるので避けましょう。カモミールなどのハーブティーやルイボスティーなどがおすすめ。できるだけオーガニックのものを選びましょう。

体の状態を記録するもの

ダイエットやボディデザインのためにファスティングをする場合には特に、体のデータを数値化しておくことが重要です。体脂肪率を測ることができる体重計とメジャーを用意し、日々の変化を巻末の小冊子に記録しましょう。2回目以降のファスティングの際の目安にもなり便利です。

準備期
3日〜1週間

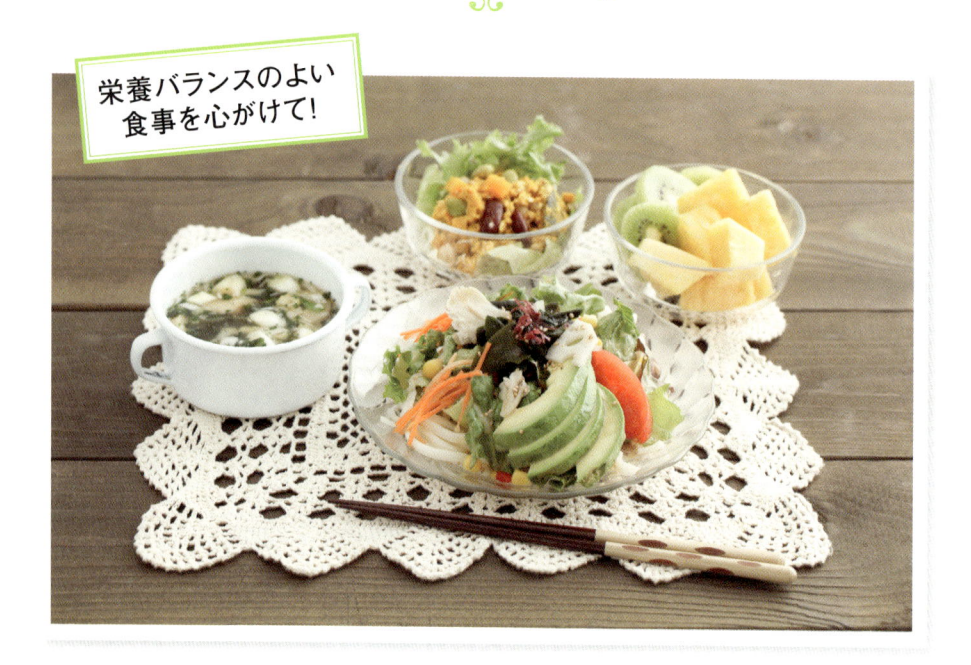

栄養バランスのよい
食事を心がけて！

酵素ファスティングに入る前には、心身を整える準備をしておくと、新陳代謝が良くなり、脂肪を燃焼しやすい体内環境になります。3日〜1週間ほどかけて、なだらかに酵素ファスティングに入れるように準備期を設け、生活をするのがポイントです。

この準備期には、豆腐や納豆などの豆製品、野菜、海藻類など、植物性食品を中心とした低カロリー食にし、外食をする場合には、洋食ではなく和定食やそばなど、栄養バランスが良く消化しやすいものを選ぶようにしましょう。

また、巻末の記録票にも、体の状態を細かく記入しておくのを忘れずに。とはいえ、ファスティングでは体重はゆるやかに減少するため、数値の変化に一喜一憂する必要はありません。

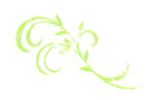

酵素ファスティングで気をつけたいこと

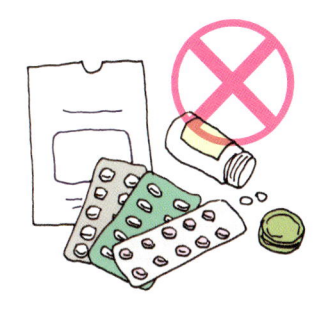

酵素ファスティングに向いていない人

妊娠している場合、体調を崩している場合や薬を服用している場合には、酵素ファスティングはおすすめできません。また、過去に心筋梗塞や脳卒中を起こしたことがある方、心臓や肺、肝臓、腎臓、胃腸などに何らかの障害や病気がある方もNGです。体が未発達の中学生以下のお子さんも、酵素ファスティングをしてはいけません。

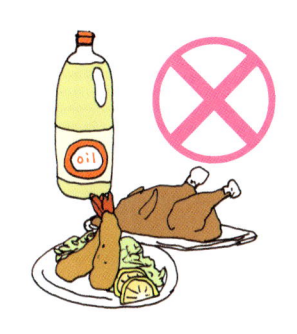

前夜の食事は油や肉類を避ける

前日は夜8時までに軽めの食事を終えておきます。準備期間同様の食事内容にし、特に油や肉類は避けましょう。酵素ファスティング中に何も食べられないからといってケーキなどの高脂肪高カロリーのものや、アルコール類を摂るなど、暴飲暴食するのは厳禁です。また、巻末の記録票を使い、酵素ファスティング前夜に食べたものを記録しておきましょう。

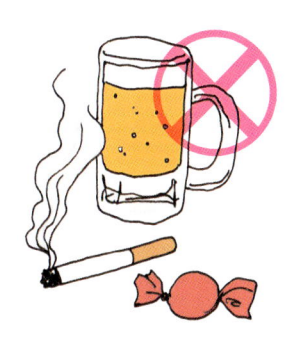

酵素ファスティング中NGなもの

コーヒーや紅茶、緑茶などのカフェインが入ったもの、清涼飲料水、スナック類やガムや飴、アルコール類やタバコなどの嗜好品は体に負担をかけるので、絶対に摂らないでください。酵素ファスティングの努力が水の泡になってしまいます。酵素ファスティング中に摂っていいものは、発酵飲料と水、またはカフェインレスのハーブティーのみです。

ファスティング期1日目
水分をしっかり補給して体調をチェック

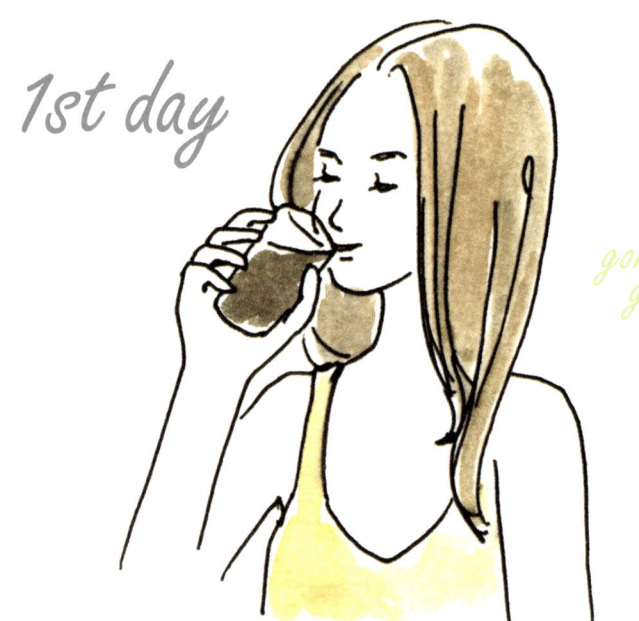

1st day

goku goku……

初日の夜くらいまでは、空腹感や口寂しさを感じるかもしれませんが、2日目に入れば食欲もなくなり、楽になっていきます。水分をしっかり摂るように心がけ、体調や便の状態もきちんとチェックしておきます。酵素ファスティングをスタートすると、最大血圧は大きく下がり、最小血圧はゆるやかに下がる傾向にあります。また、食事を摂らないため血糖値や総コレステロールも下がります。中性脂肪は高い方は下がりますが、低い方は上がります。消化機能が休まり、体はこれまでと違う動きを始めます。普段通りの生活をしても構いませんが、無理をしないようにしましょう。入浴もOKですが、サウナや熱いお風呂に長時間入ることは避けて。

一日の過ごしかた
（例）仕事の日

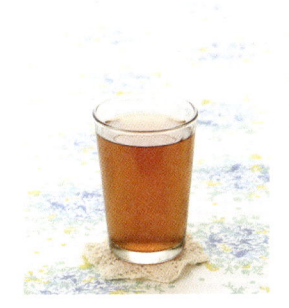

ファスティングジュース

種類にもよりますがファスティングジュースは、朝・昼・夜に分けて飲みます。ミネラルウォーターや天然の発泡水などで2～5倍に薄めて飲むのがおすすめ。ただし、酵素は熱に弱いため熱湯で割るのはNG。

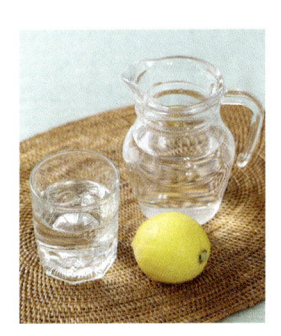

水分は1日2L以上摂る

水は代謝酵素が働くためになくてはならない存在です。ファスティング中はピュアで上質な水をたっぷり飲むようにしましょう。朝起きたら、まずは200～400ccの水を飲むことから一日をスタートします。

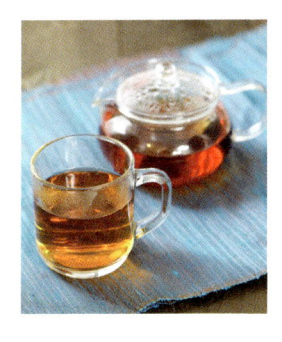

ハーブティーでもOK！

水分の補給は、ノンカフェインのハーブティーやルイボスティーなどでも構いません。できればオーガニックのものを選ぶようにしましょう。カモミールティーなどは気持ちをリラックスさせてくれるのでおすすめです。

menu

6時	起床 カラダの記録票に記入 水分補給
7時	ファスティングジュースを摂る
9時	出勤 勤務中はファスティングジュースや水分補給
12時	ファスティングジュースを摂る 軽いストレッチ
17時	仕事終了
18時	帰宅 ファスティングジュースを摂る
19時	半身浴 水分補給
20時	ファスティングジュースを摂る
21時	ストレッチ 水分補給
22時	就寝 カラダの記録票に記入 水分補給

ファスティング期2日目
毒素排出による好転反応が出始める

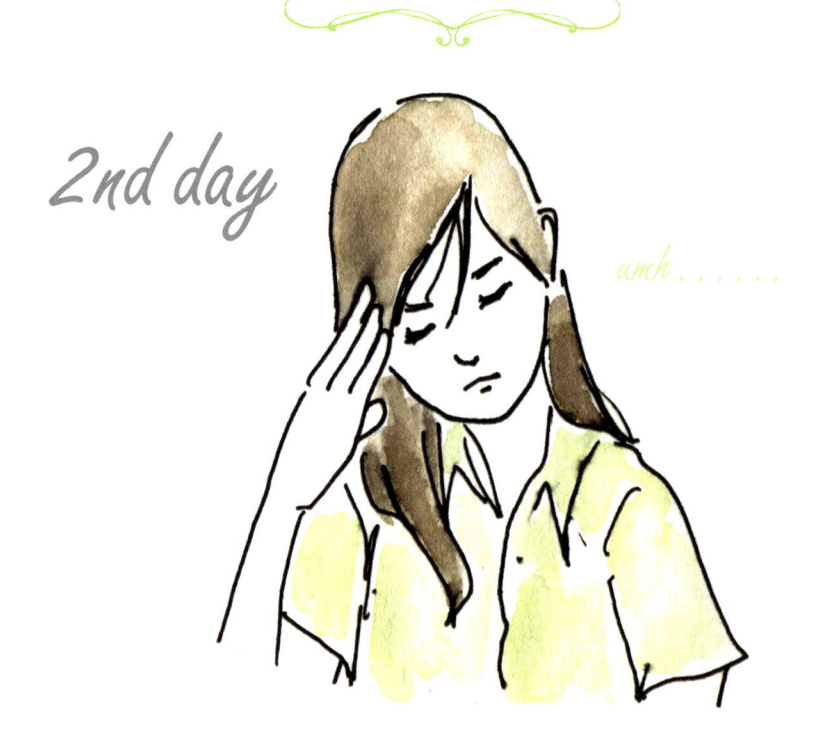

2nd day

umh……

人にもよりますが、大体2日目くらいから、好転反応が出始めるといわれています。湿疹や吹き出物が出るなど肌が変化する、目やにがでる、体がだるくなる、眠気、下痢、大量の便、吐き気、発熱など症状はさまざま。いずれも細胞が活性化し、毒素を排出して機能を回復するために起こります。軽い症状であれば、ゆったりと過ごしながら酵素ファスティングを継続し、毒素をどんどん出してしまいましょう。仕事などで休息がとれない場合には、回復食をとって中断します。また、体のエネルギーが糖質から脂肪に変わる転換時期でもあるため、頭痛が出ることもありますが、体脂肪をエネルギーに転換するように切り替われば、空腹できついということもなくなります。

一日の過ごしかた
（例）休日、好転反応がつらい日

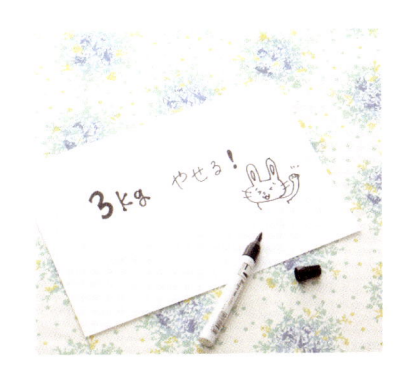

食欲に負けそうなときは

「寝食を忘れて没頭する」というように、何かに情熱を注いでいると、人は生きるための根本的な欲求すら忘れてしまいます。また、目標を達成したいなどの生理的な欲求以外の欲求を追求しているときも、食欲は抑えられます。空腹を感じたら、ノートなどに人生の目標やなりたいイメージを具体的に書き、想像してみましょう。

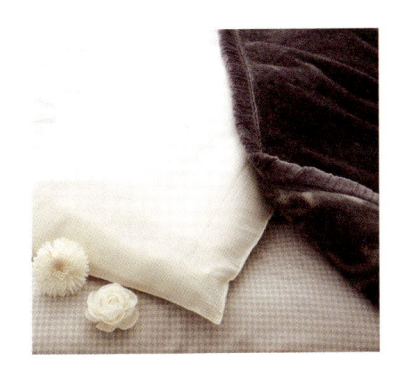

好転反応の対処法

無理せず横になるなどしてゆっくりと休息して過ごすようにします。また、ビタミンやミネラル、酵素の摂取量が少ないと、好転反応が強くでる傾向もあります。ファスティングジュースをこまめに摂るようにし、水分をしっかり補給して。仕事などで休息ができない場合には、お粥やおそばを召し上がり、いったん酵素ファスティングを中断してください。

menu

7時	起床 カラダの記録票に記入 水分補給
8時	ファスティングジュースを摂る
9時	ストレッチやヨガ 水分補給
11時	ファスティングジュースを摂る
12時	散歩 水分補給
13時	ファスティングジュースを摂る
14時	昼寝
16時	ファスティングジュースを摂る
18時	ファスティングジュースを摂る
19時	半身浴 水分補給
20時	ストレッチやヨガ 水分補給
21時	ファスティングジュースを摂る
22時	就寝 カラダの記録票に記入 水分補給

ファスティング期3日目
細胞が活性化し心も体も軽くなる

3rd day

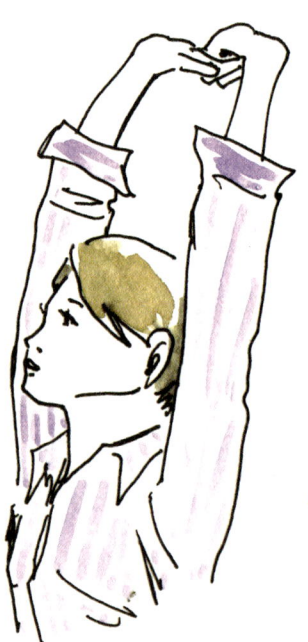

Feel Good！

体の中から老廃物がどんどんなくなっていきます。食事を摂らないので、消化のための胃腸への血流は少なくなり、これまで消化に使っていたエネルギーが、必然的に細胞や組織を修復するために使われるようになります。そのため細胞が活性化し、デトックスが促進され、細胞が本来の機能を取り戻し、正常な細胞に生まれ変わっていきます。これらの細胞の解毒反応と回復反応が起こるために、好転反応が続く場合もありますが、同時に体の中からエネルギーが湧いてくるのを感じられるかもしれません。また、この頃になると何かを食べたいという欲求はほとんどなくなり、心も体も軽くなって、空腹感を爽快に感じられるようになります。

一日の過ごしかた
（例）休日

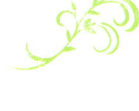

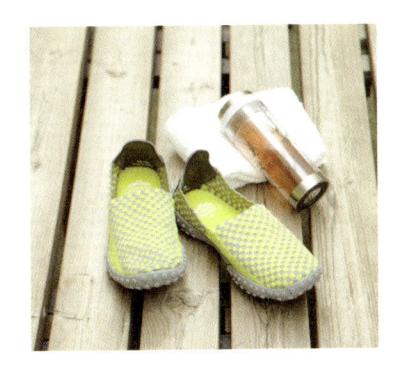

運動を心がけて

ウォーキングやストレッチ、ヨガなどの軽い運動は、デトックス効果を高めてくれるので、積極的に取り入れるようにしましょう。運動後は水分をしっかり摂って、ファスティングジュースの量も増やしてください。そして早めに就寝して十分に休息をとりましょう。ただし、激しい運動は控えてください。

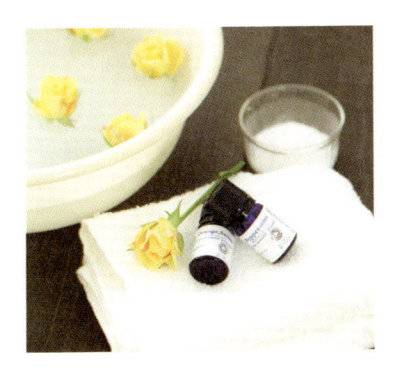

デトックス効果を促進！

体を温め、血流をよくすることでデトックスの効果は高まります。ただし、酵素ファスティング中、熱いお風呂に長く入るとのぼせやすくなるので、足湯や、38～39度くらいのお湯にみぞおちくらいまで浸かる半身浴がおすすめです。バスソルトやお気に入りのアロマオイル、入浴剤などを使って、リラックスしましょう。

menu

6時	起床 カラダの記録票に記入 水分補給
7時	ファスティングジュースを摂る
8時	ストレッチやヨガ 水分補給
9時	ファスティングジュースを摂る
11時	ファスティングジュースを摂る
12時	散歩やウォーキング 水分補給
13時	ファスティングジュースを摂る
14時	足湯をしながら読書 水分補給
15時	ファスティングジュースを摂る
17時	半身浴 水分補給
19時	ファスティングジュースを摂る
20時	ストレッチやヨガ 水分補給
21時	ファスティングジュースを摂る
22時	就寝 カラダの記録票に記入 水分補給

復食期

酵素ファスティングが終わった一食目以降を復食期といいます。これは元の食事に戻していくための期間です。腸内環境がリセットされたため、急に固形物や高カロリー、高脂肪なものを食べると内臓に負担がかかります。最初は柔らかく炊いたおかゆなどから徐々に普通の食事に戻していきましょう。

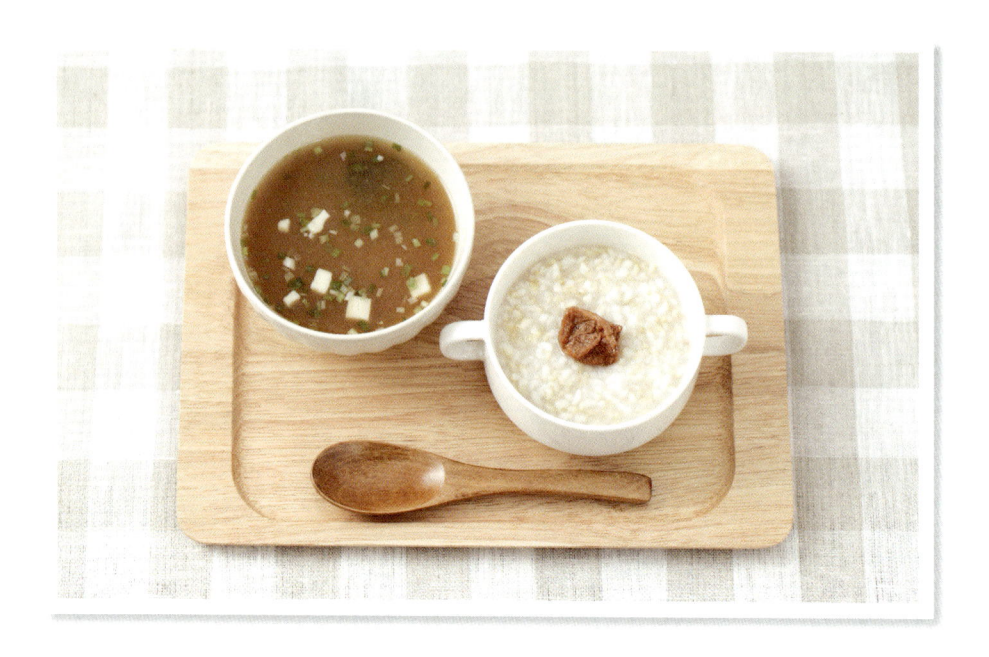

基本の回復食メニュー

おかゆ、みそ汁、梅干し。
おかゆはよく噛んでいただきましょう。塩をかけなくても
ごはんの美味しさが感じられるはず。

基本の回復食メニューレシピ

みそ汁

◆材料(2人分)

絹ごし豆腐(小さく角切り)…1/6丁
生わかめ…ひとつかみ
小ねぎ(小口切り)…5センチ
だし汁…180cc
みそ…大さじ1弱

◆作り方

鍋にだし汁、わかめ、絹ごし豆腐を入れ、温め、火を止め、みそを溶き入れる。

玄米かゆ(鍋から炊く方法)

◆材料(2人分)

玄米…120cc(3/5カップ)
水…玄米の分量の5～10倍
塩…少々

◆作り方

1　玄米を洗い、鍋に玄米と水、塩を入れ、8時間ほど浸水させる。
2　厚手の鍋に蓋をして、強火にかけ、蒸気が上がったら1～2分そのままにし、火を弱め、極弱火で1時間ほど炊く。※途中で蓋を取らないように。

◆Point

消化器官が弱い人は、分づき米がおすすめ。玄米に近い栄養素が含まれ、玄米より簡単に炊けます。
(玄米→3分づき→5分づき→7分づき→白米)

基本のだしの取り方

椎茸だし

◆材料(つくりやすい分量)

干し椎茸…3個
水…3カップ

◆作り方

1　干し椎茸は軽く汚れを払う。
2　鍋に水と干し椎茸を入れ、蓋をして普通の火にかける。
3　煮立ってきたら蓋を取り、匂いを飛ばし、よい香りになるまで煮詰める。※元の量の1/2～2/3になるまで。

◆Point

合わせだしは昆布だしと椎茸だしを合わせます。昆布だしをメインに椎茸だしを合わせることによって旨みが高まります。

昆布だし

◆材料(つくりやすい分量)

昆布…4cm×8cm
水…3カップ

◆作り方

1　乾いた布巾で表面の汚れを払う。
2　鍋に昆布と水を入れ極弱火にかける。
3　昆布が広がり、昆布の色が変わり、昆布に泡が出てきたら、火を止める。
4　10分ほどおいたら、昆布を取り出す。
※水出しの場合は、昆布を水に入れ、室温で7～8時間漬けおきする。夏場は冷蔵庫で漬けおきする。

酵素ファスティングQ&A

気になる質問にお答えします。

Q 一回の酵素ファスティングでどれくらい痩せる?

A 酵素ファスティングをすると、代謝が一気に活性化し、無駄な老廃物が排出されて脂肪の燃焼率が飛躍的に上がります。そのため、体重は落ちますが、どのくらい落ちるかには個人差があります。必要な栄養素を摂りながらの酵素ファスティングは、水だけの断食とちがい体に負担をかけずに、ゆるやかに体重が減っていきます。

Q 運動してもいいの?

A 散歩やウォーキング、ヨガなど、息があがらない程度の適度な運動は酵素ファスティングの効果をより高めてくれるので積極的に行いましょう。激しい運動や労働は避けた方がベターですが、どうしても行う場合には、ファスティングジュースの量を増やします。そして運動後や入浴後は、しっかりと水分補給をすることを心がけて。

Q お通じがなかなかきません。

A 食事を摂らないことで、腸内にある残存物をキープしようとする場合があり、お通じに時間がかかることもありますが、酵素ファスティングによって、腸内環境が改善され、デトックス力は高まるので心配はありません。ただし、腸の形状等が原因の器質性便秘の場合もありますので、便秘が続くようなら医師に相談しましょう。

Q サプリメントは飲んでも大丈夫?

A ビタミンやミネラルは効果的な酵素ファスティングに欠かせませんが、ファスティングジュースを飲んでいれば必要な栄養素は充分に補うことができます。また、酵素ファスティングは消化器官を休めることが目的なので、飲まないほうがベターです。どうしても飲みたい場合には、天然の素材からできた、ナチュラルで良質なサプリメントを選びましょう。

Q 薬は飲んでも大丈夫?

A 体内をリセットし自然治癒力を高めることが基本なので、薬の服用は避けるのが望ましいでしょう。ただし、副腎皮質ホルモンや抗うつ剤、血圧や血糖値をコントロールするような薬は、服用を勝手に中止すると悪影響が出ることがあります。このような薬を常用している場合は、酵素ファスティングはおすすめできません。

Q 酵素ファスティングに向いていない人は?

A 基本的には自己責任で判断してください。発熱をはじめ、その日の体調が悪い場合は避けた方がよいでしょう。また、BMI値が低い場合や妊娠中や授乳中は避けます。心臓や肺、腎臓、胃腸に障害を生じる病気や、膠原病や難病、精神病の場合は自己判断が難しいため避けた方が無難です。行う場合には必ず医師に相談を。

Chapter 4

After Care
Part1

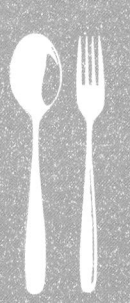

アフターケア編1

酵素ファスティング後の食生活

酵素ファスティングよりも大切な復食期の食事

復食期は、ファスティング終了後に通常の食事に戻すための準備期間です。この期間の食事によってはせっかくの努力も水の泡になってしまいますし、リバウンドの原因にも。内臓に負担をかけない、消化の良いものを少しずつ摂取していきます。できるかぎり酵素ファスティング日数と同じ期間を、回復食で過ごすのがベターです。

酵素ファスティング後の一食目は、おかゆや重湯が適しています。よく噛み、ゆっくり五感を働かせながら味わうと、ずっと美味しく感じるでしょう。二食目以降からは、スープなど温かいものをプラスしながら、徐々に量を増やしていきます。通常の半分程度のカロリーを目安に、水分をたっぷり摂り、野菜を中心とした食事をバランス良く摂りましょう。肉類と卵は避け、油や香辛料など調味料もできるだけ控えます。高カロリーで濃い味付け、刺激の強い通常の食事にいきなり戻すと、内臓に負担をかけ、身体のバランスを崩してしまいます。

復食期の食事

体内では、食べ物を摂り入れ、一部を吸収し、不要部分を捨てる、3つのサイクルを一定のリズムで繰り返しています。これらが、いかに効率よく機能するかがとても重要です。またそれぞれの機能が最も活発になる特定の時間帯があるので、それらを意識して食事をしてみると良いでしょう。

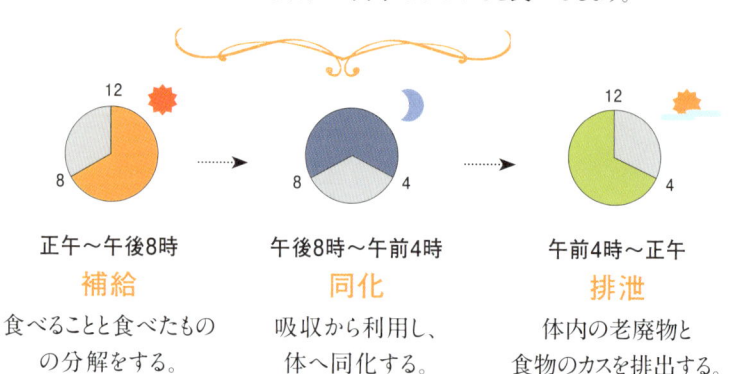

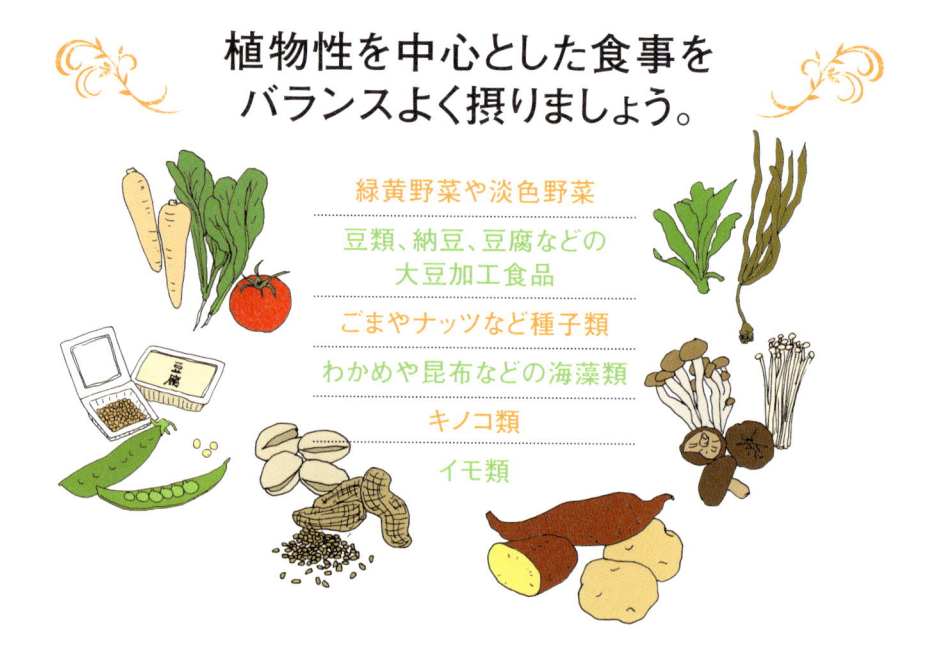

正午〜午後8時
補給
食べることと食べたものの分解をする。

午後8時〜午前4時
同化
吸収から利用し、体へ同化する。

午前4時〜正午
排泄
体内の老廃物と食物のカスを排出する。

植物性を中心とした食事をバランスよく摂りましょう。

- 緑黄野菜や淡色野菜
- 豆類、納豆、豆腐などの大豆加工食品
- ごまやナッツなど種子類
- わかめや昆布などの海藻類
- キノコ類
- イモ類

体にやさしい調味料の選び方

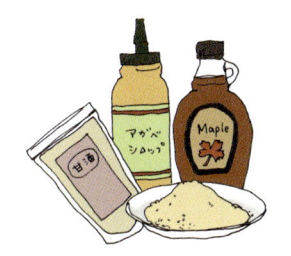

甘み

精製砂糖は体内で消化吸収をするとき、ビタミンやミネラルをたくさん消費し、消化機能の抑制を招く恐れも。100％天然のはちみつ、低GI食品のアガベシロップ、メープルシロップ、お米だけで作られた甘酒など自然の甘みを摂りましょう。

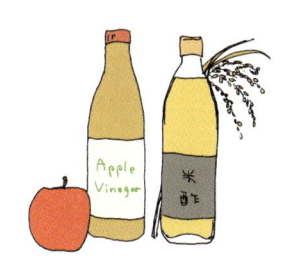

塩

ミネラル豊富な自然塩を選びましょう。にがりの多い灰色がかったものではなく、白っぽく甘みのあるものを。絶妙な味をつくりだす海塩は野菜や穀物料理によく合います。また還元力の強い竹焼き塩もおすすめです。

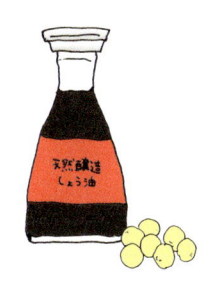

お酢

疲労回復や免疫力アップが期待できるお酢。日本では昔から純米酢が親しまれ、食材の保存などに重宝されてきました。まろやかな味わいにしたいなら、りんご酢もおすすめ。料理によって使い分けるとよいでしょう。

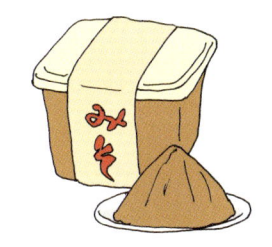

しょうゆ

品質の良いしょうゆは、色・香り・味の3つの要素がポイント。しょうゆの原材料は基本的に大豆と小麦、塩のみ。天然醸造のものを選び、原材料に脱脂大豆が使われているものや、添加物が入っているものは避けましょう。

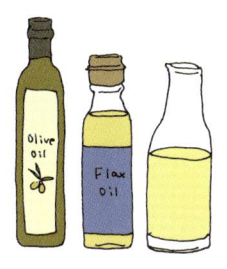

みそ

添加物や化学調味料を使っているものは素材本来の味や香りも無く、栄養価も低いので、天然醸造法で熟成発酵し、造られたみそを選びましょう。天然の生みそは生きた麹菌や酵母が含まれ、消化を助けてくれます。

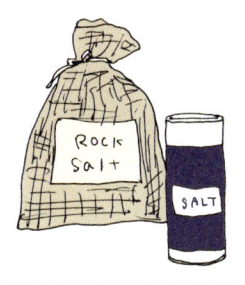

油

良い油の条件は、未精製であること。油は熱や光に弱いので、低温圧搾されているものを選びましょう。亜麻仁油やえごま油など、良質な油でも酸化すれば体に毒になります。必ず遮光パッケージで冷蔵販売されているものを購入しましょう。

朝食におすすめなのが、野菜やフルーツがたっぷりつまったスムージー。ミキサーやブレンダーがなくてもすりおろし器やレモンスクィーザーで作れます。

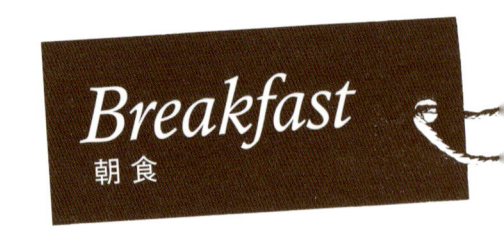

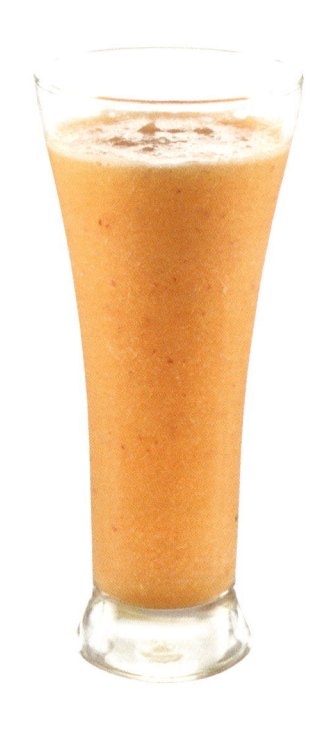

Breakfast
朝食

さびないカラダづくりに
アンチエイジング・スムージー

◆材料（1杯分）

にんじん…中1/4本　キャベツ…1枚
りんご…1/4個　バナナ…1/2本
水…3/4カップ

◆作り方

全ての材料をミキサーに入れ、かくはんする。または水以外の材料をすりおろし器ですり、混ぜ合わせる。

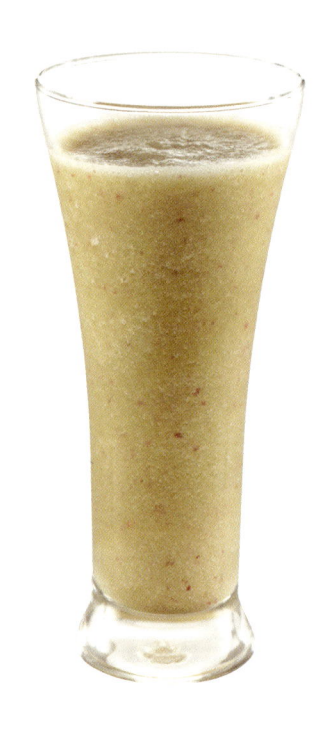

カラダのなかのお掃除を促進！
ダイエット・スムージー

◆材料（1杯分）

キャベツ…1枚　りんご…1/4個
バナナ…1/2本　水…3/4カップ

◆作り方

全ての材料をミキサーに入れ、かくはんする。

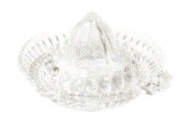

体調や目的に合わせて選びたい4つのスムージー

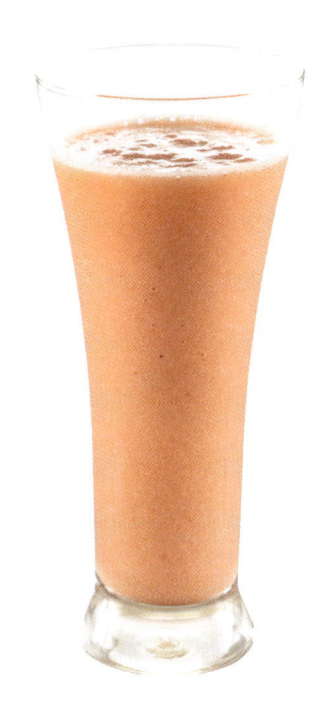

つやつやお肌を目指すなら
美肌力アップ・スムージー

◆材料（1杯分）

にんじん…中1/4本　れんこん…2cm
レモン果汁…大さじ3　水…3/4カップ

◆作り方

全ての材料をミキサーに入れ、かくはんする。またはにんじんとれんこんをすりおろし器ですり、レモンはスクイーザーで搾り、混ぜ合わせる。

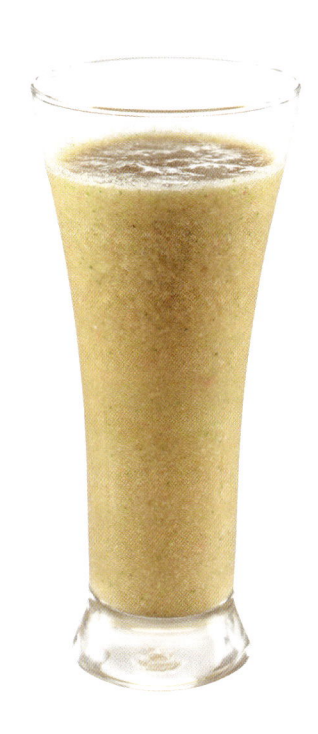

体調を崩しがちなときに
免疫力アップ・スムージー

◆材料（1杯分）

ブロッコリー…2房　トマト…1/2個
バナナ…1/2本　水…1/2カップ

◆作り方

全ての材料をミキサーに入れ、かくはんする。

お好きな季節のフルーツを一口大にカットして、ソースを加えればフルーツサラダのできあがり。消化に良いのはもちろん、美味しさが一段とアップします。

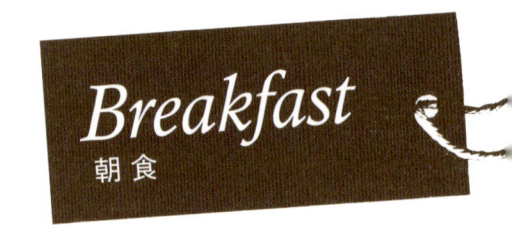

Breakfast
朝食

さっぱりおいしく酵素たっぷり
みぞれ和えソース

◆**材料（1人分）**

大根おろし…1/4カップ
レモン果汁…小さじ1/2
塩…少々
アガベシロップ（またはメープルシロップ）
…お好みで適量

◆**作り方**

大根をすりおろして、レモン果汁、塩、アガベシロップを混ぜ合わせる。大根以外にも、きゅうりやにんじんのすりおろし、とろろなどで和えても。

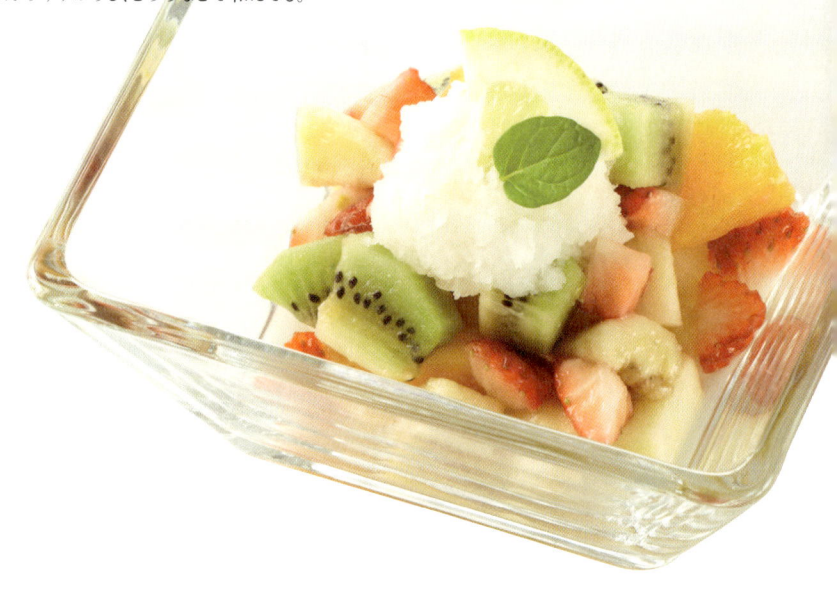

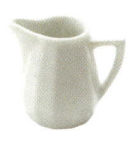

フルーツサラダにぴったりのソース

素材の甘みを絶妙に引き立てる
バルサミコソース

◆材料(1人分)

バルサミコ酢…小さじ1と1/2
マカダミアナッツオイル(またはオリーブオイル、亜麻仁油、えごま油など)…小さじ1
黒こしょう…少々

◆作り方
全ての材料を混ぜ合わせる。

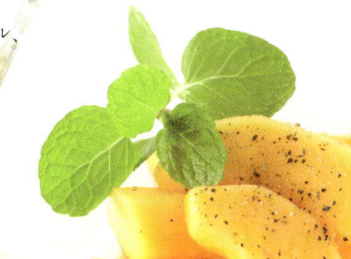

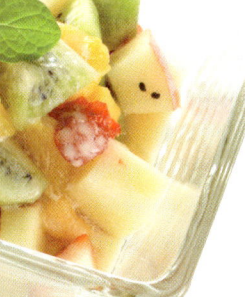

フルーツによく合うまろやかな酸味。
豆乳ヨーグルトソース

◆材料(1人分)

豆乳…1/4カップ
レモン果汁…大さじ1
アガベシロップ(またはメープルシロップ)
…お好みで適量

◆作り方
全ての材料を混ぜ合わせる。そのまま飲んでもおいしくいただけます。

Lunch
昼食

昼食は体の中が一番活動的になる時間。すぐにエネルギーとして摂り入れられるものを意識して食べましょう。もちろん消化に負担をかけないことを意識するのも大切。

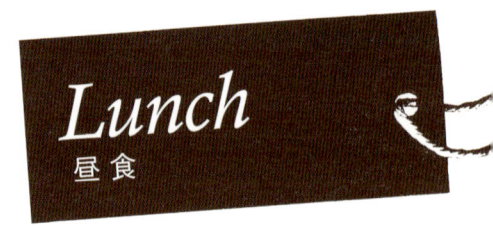

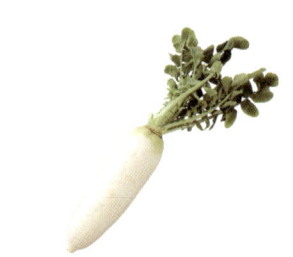

ヘルシーでおなかにやさしい
黒米のごはんスープ

◆材料（2人分）

［黒米入り玄米ご飯］
　※炊飯器で2合炊く場合
　玄米（または分搗き米）…300cc
　黒米…60cc
　水…炊飯器の目盛を参照
　塩…少々
水…1と1/2カップ
しょうゆ…小さじ1
塩…少々
黒ごま…飾り用に適量

◆作り方

1　黒米入り玄米ご飯を作る。玄米と黒米をさっと洗い、8時間ほど浸水させる。水と塩と一緒に内釜に入れ、炊飯器の説明に沿って玄米モードで炊く。※ない場合は白米モードで炊く。

2　鍋に黒米入りご飯（お茶碗2杯分）と水を入れ、ご飯をほぐしたら、蓋をして中火にかける。沸いたら弱火にし、10分ほど煮る。

3　火を止め、粗熱が取れたら、2をミキサーにかける。様子を見て、水で濃度を調整する。※つぶつぶ感を残したい場合、ミキサーにかける時間を短くする。

4　3を鍋に戻して温めたら、しょうゆ、塩で味を調えて器に盛り、黒ごまを振る。

磯の香りを楽しみながら味わって
海藻と大根おろしの寒天サラダ

◆材料（2人分）

海藻サラダミックス（乾燥）…小さじ2
大根おろし…大さじ2
粉寒天…小さじ1
水…1カップ
［からしみそ］
　白みそ…大さじ1
　からし…小さじ1/4
　レモン果汁…小さじ2

◆作り方

1　海藻サラダミックスを水で戻し、ザルにあげ、水気を切り、食べやすい大きさに切る。

2　鍋に分量の水と粉寒天を入れてよく混ぜ、中火にかける。沸騰したら弱火にし、2〜3分煮て、粉寒天を溶かす。

3　1の海藻と大根おろしを器に入れ、2を注ぎ、冷蔵庫で冷やし固める。

4　からしみその材料をボウルに入れ、混ぜ合わせる。

5　3が固まったら、4をのせる。

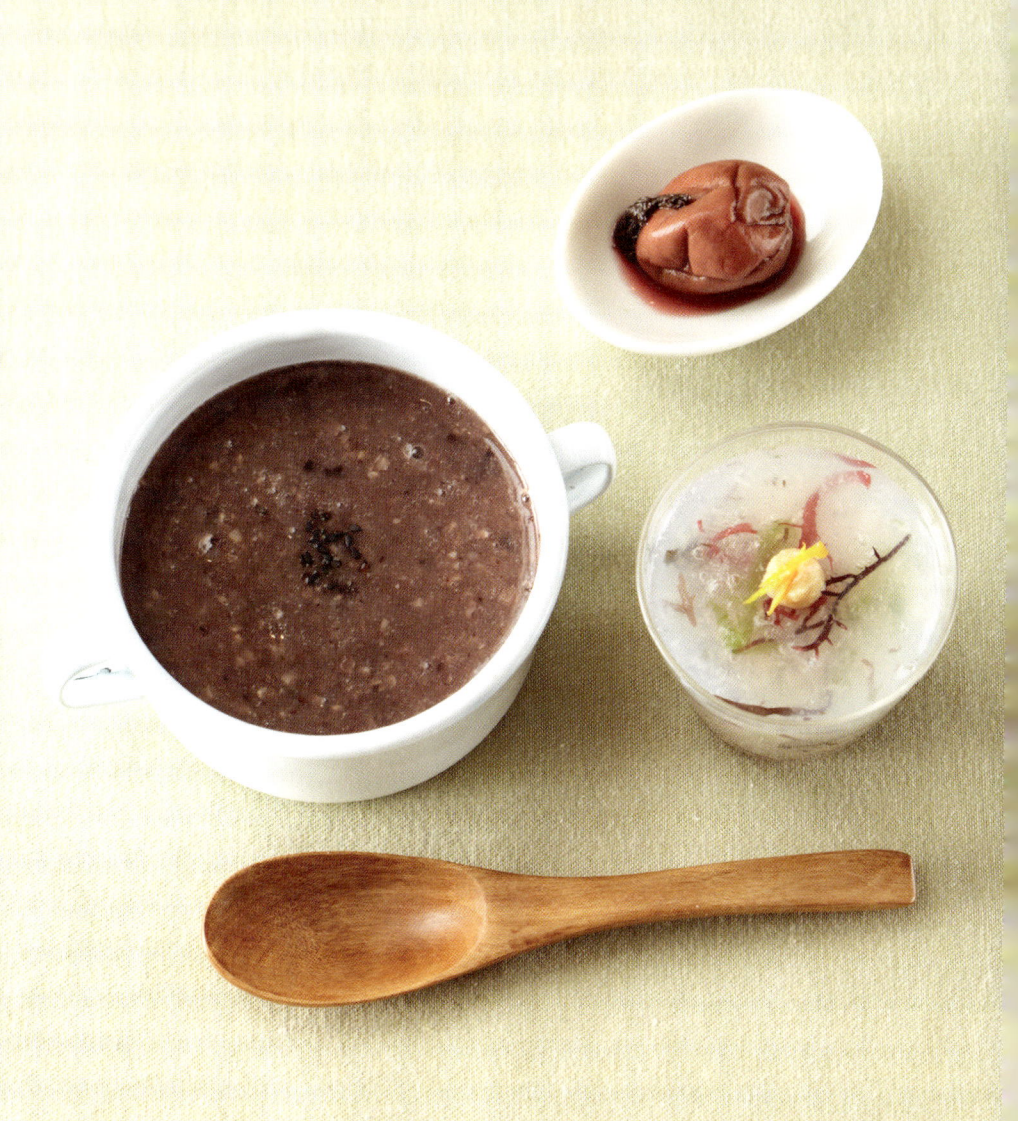

Lunch 昼食

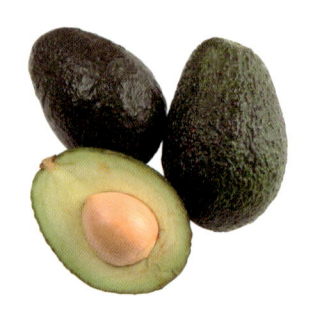

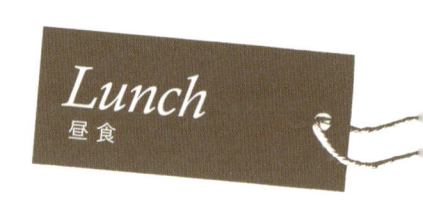

あっさりと上品な味わい
あおさ海苔の
ベジ・コンソメスープ

◆材料(2人分)

炒り大豆…大さじ2
切干し大根…ひとつかみ
昆布…3cm角
干し椎茸…1枚
水…3カップ
塩…少々
白こしょう…少々
あおさ海苔…大さじ1

◆作り方

1　厚手のフライパンに大豆を入れ、弱火で20分ほど大豆に割れ目ができ、いい香りがしてくるまで木べらで炒める。
2　厚手の鍋に、1と切干し大根、昆布、干し椎茸、水を入れ、火にかける。沸騰したら弱火で30分ほど煮る。
3　2をざるなどで漉し、塩、白こしょうで味を調える。
4　器に、あおさ海苔を入れ、3を注ぐ。

ネバネバ&さっぱりとしたのどごし
アボカド納豆おろしそば

◆材料(2人分)

乾燥そば…2束(約200g)
アボカド…1/2個
納豆…2パック(約100g)
しょうゆ…小さじ1
えごま油…小さじ1/2
大根おろし…1/4カップ
スプラウト…適量
[そばつゆドレッシング]
　だし汁…3/4カップ
　レモン果汁…大さじ3
　しょうゆ…小さじ1
　塩…小さじ1/4
　黒こしょう…少々
　えごま油(またはごま油)…大さじ2

◆作り方

1　そばは袋の表示通り、たっぷりのお湯で茹で、水洗いしておく。
2　アボカドは食べやすい大きさの角切りにし、納豆と混ぜ、しょうゆとえごま油で味つけする。スプラウトは根を切っておく。
3　そばつゆドレッシングの材料をボウルで混ぜ合わせる。
4　1のそばを器に盛り付け、大根おろし、2のアボカド納豆、スプラウトの順番にのせ、3をかける。

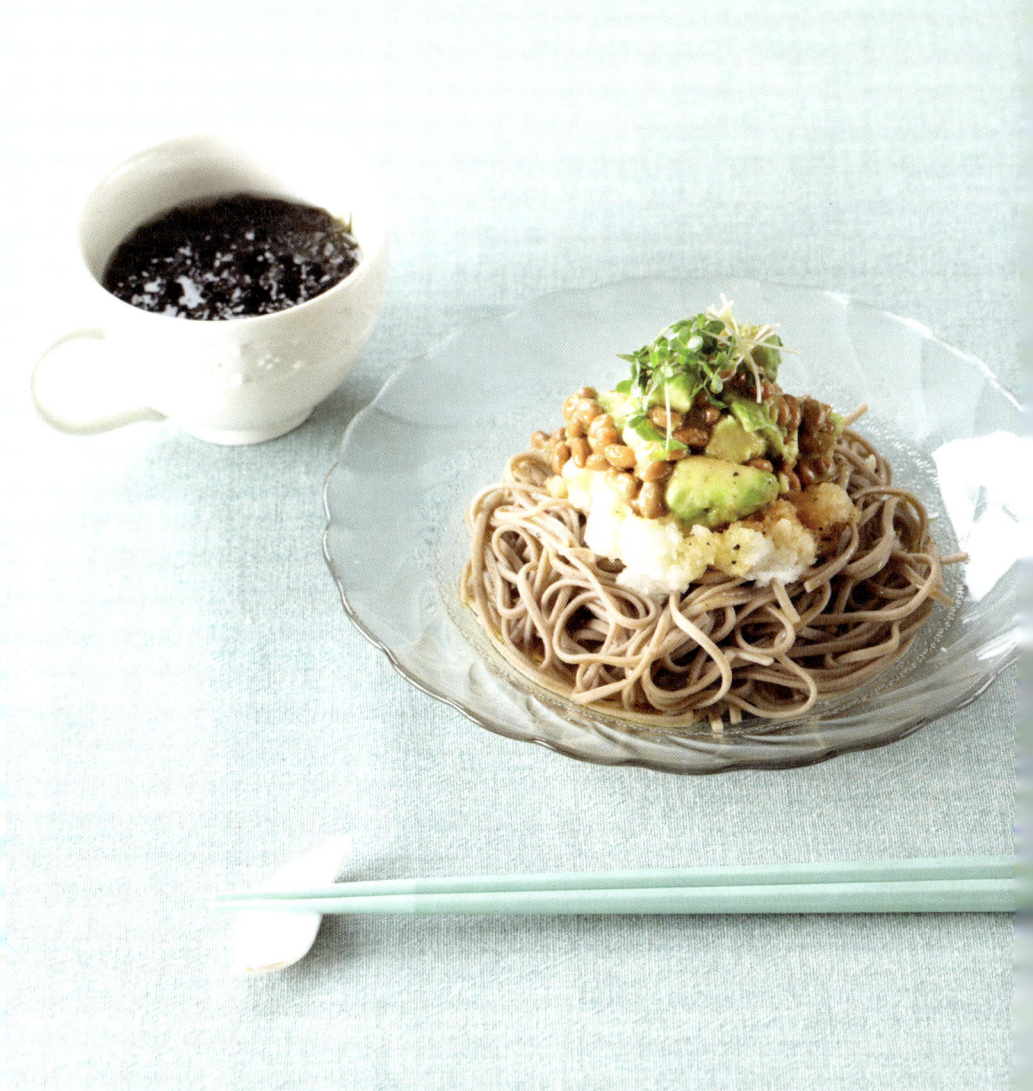

Lunch
昼食

つるんとなめらかな口当たり
豆乳茶碗蒸し

◆材料(2人分)

豆乳…3/4カップ　だし汁…1/4カップ
塩…小さじ1/2　葛粉…大さじ3
［かけ汁］
　乾燥ひじき(水で戻しておく)…小さじ1
　だし汁…3/4カップ
　しょうゆ…小さじ1/2
　塩…少々　こしょう…少々
　葛粉…小さじ1/2　水…小さじ1
　しょうが…お好みで適量

◆作り方

1　ボウルに豆乳、だし汁、塩、葛粉を入れ、よく混ぜる。
2　器に1を入れ、蒸気の上がった蒸し器で約15分蒸す。竹串を入れて、つかなければよい。
3　かけ汁を作る。葛粉を水で溶き、それ以外の材料を小さめの鍋で煮立て、水溶き葛でとろみをつける。
4　2が蒸しあがったら、3をかける。

体にしみ込むやさしい味わい
玄米味噌おじや

◆材料(2人分)

油揚げ…1/4枚
長ねぎ…4センチ
玄米ごはん…お茶碗2杯分
だし汁…1と1/2カップ
みそ…大さじ1と1/2

◆作り方

1　油揚げは短冊切り、長ねぎは小口切りにする。
2　鍋をあたため、油揚げを空炒りしたら、鍋から取り出し、長ねぎを炒める。
3　2にだし汁と油揚げを加え、沸いてきたら、玄米ごはんをほぐし入れる。
4　煮立ったら、みそを加え溶かし、蓋をしてとろ火で3分ほど煮る。
5　火を止め、5分ほど蒸らしたら、器に盛る。

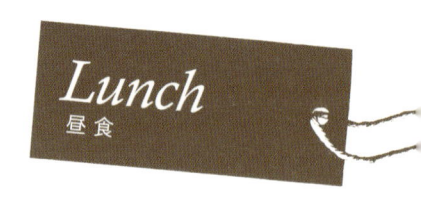

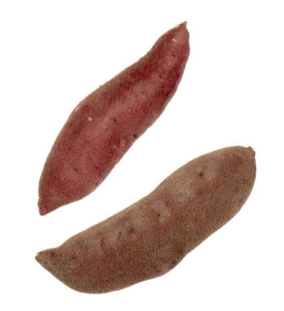

しょうが入りで体もあたたまる
さつまいものすり流し汁

◆材料(2人分)

大根…3cm
生椎茸…1枚
ごま油…小さじ1
水…2カップ
しょうゆ…小さじ1
塩…少々
さつまいも…中3cm
しょうが汁…小さじ1/4

◆作り方

1　大根は拍子切り、生椎茸は薄切りにする。
2　鍋にごま油を熱して、大根と椎茸を軽く炒めたら水を加え、柔らかくなるまで煮る。
3　2にしょうゆ、塩を加えて火を強め、沸騰したら、さつまいもを鍋の上からすりおろす。※すりおろしたさつまいもが変色しないように、直接鍋へすりおろす。
4　かき混ぜて、味見をし、薄ければ塩で味を調え、さらにしょうが汁を加え、器に盛る。

53

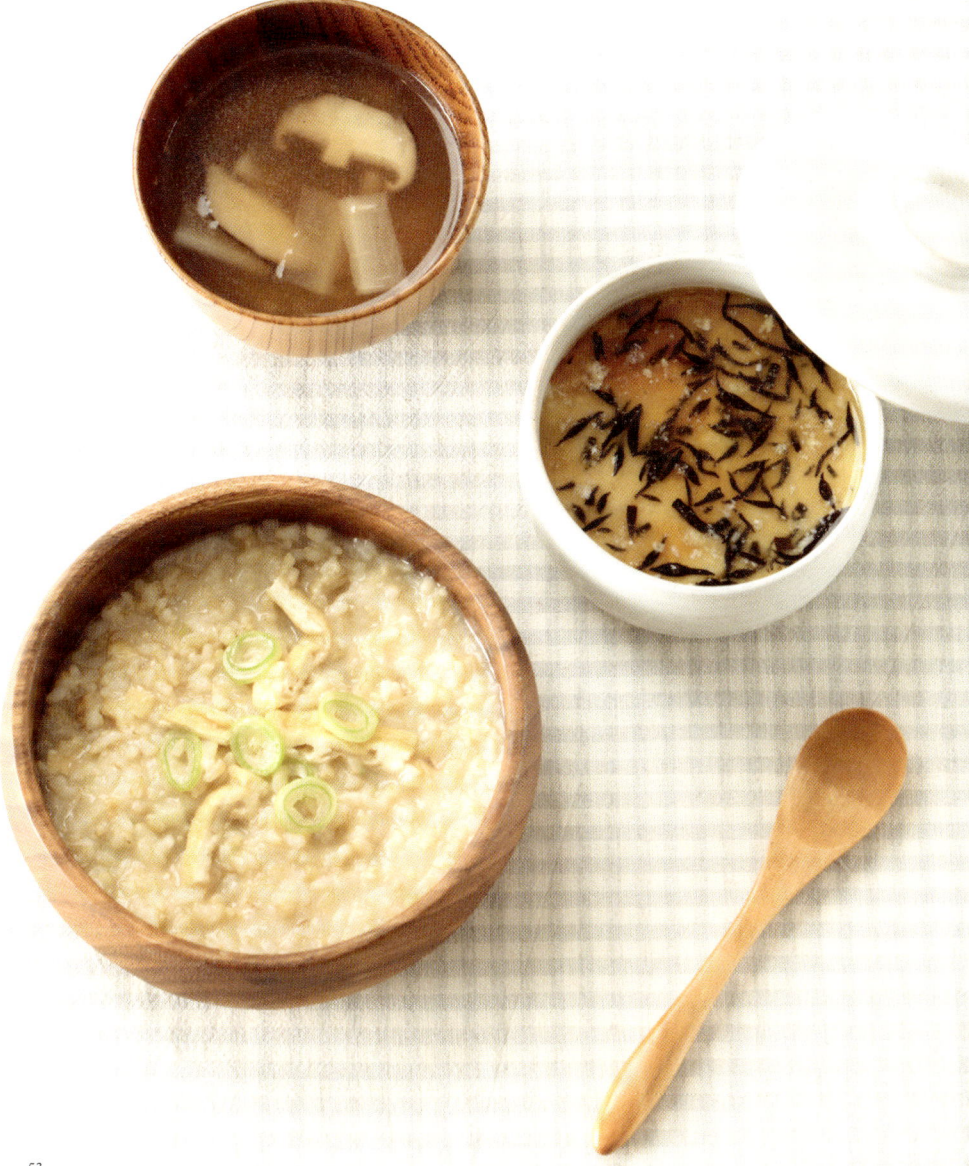

野菜たっぷりの冷製スープ
ガスパチョ

◆材料（2人分）

トマト…1個　セロリ…茎3cm
アボカド…1/4個　きゅうり…5cm
赤パプリカ…1/4個
バジル…1枚　レモン果汁…大さじ1
オリーブオイル…大さじ1
塩…小さじ1/2　黒こしょう…少々
バジル、プチトマトなど…適量

◆作り方

1　野菜を適当な大きさに切る。
2　1と残りの材料をミキサーに入れ、なめらかになるまで混ぜ合わせ、器に注ぐ。

Lunch
昼食

甘さのなかにもほどよい酸味が効いた
さつまいもと
黒テンペのサラダ

◆材料（2人分）

さつまいも…小1本　黒大豆テンペ…1/2パック
塩…適量　レモン果汁…小さじ1/2
玉ねぎ（薄切り）…1/6個
オリーブオイル…小さじ1/2
マスタード…適量　塩・こしょう…少々
［豆腐マヨネーズ］
　絹ごし豆腐…1/3丁　りんご酢…小さじ2
　レモン果汁…小さじ1　マスタード…小さじ1/2
　塩…小さじ1/2　オリーブオイル…大さじ2
　アガベシロップ（またはメープルシロップ）
　…好みで適量

◆作り方

1　さつまいもは水から茹でつぶし、温かいうちに、塩とレモン果汁をまぶす。玉ねぎと塩、オリーブオイルをまぶす。テンペは食べやすい大きさに切っておく。
2　豆腐マヨネーズを作る。鍋に湯を沸かし、豆腐をくずし入れる。再び沸騰したらザルにあげ水気を切る。豆腐と、オリーブオイル以外の全ての材料を、ミキサーなどでなめらかになるまでかくはんする。最後にオリーブオイルを加え、混ぜ合わせる。
3　ボウルに1と2を入れ、混ぜ合わせ、マスタード、塩・こしょうで味を調える。

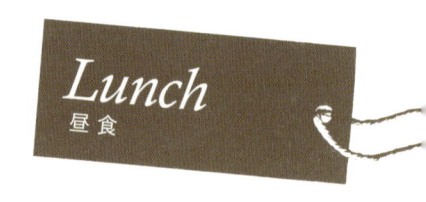

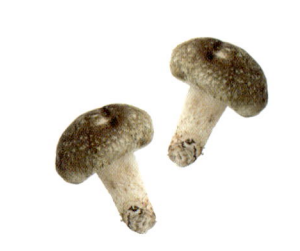

うまみがぎゅっとつまった絶品メニュー
きのこの玄米リゾット

◆材料（2人分）

玄米ご飯…お茶碗2杯分
きのこ（椎茸、しめじ、舞茸など）…2カップ
玉ねぎ（みじん切り）…中1/2個
にんにく（みじん切り）…お好みで適量
オリーブオイル…小さじ2
だし汁…2カップ
しょうゆ…少々
塩・こしょう…少々

◆作り方

1　椎茸は食べやすい大きさに切り、しめじと舞茸は手でほぐす。
2　深めのフライパンにオリーブオイルとにんにくを入れ、中火にかけ、玉ねぎを加え炒めたら、きのこ類を加え炒め合わせる。
3　2に玄米ご飯を入れ、だし汁を少しずつ加えながら混ぜ、10分ほど混ぜながら煮る。しょうゆ、塩・こしょうで味を調え、器に盛る。

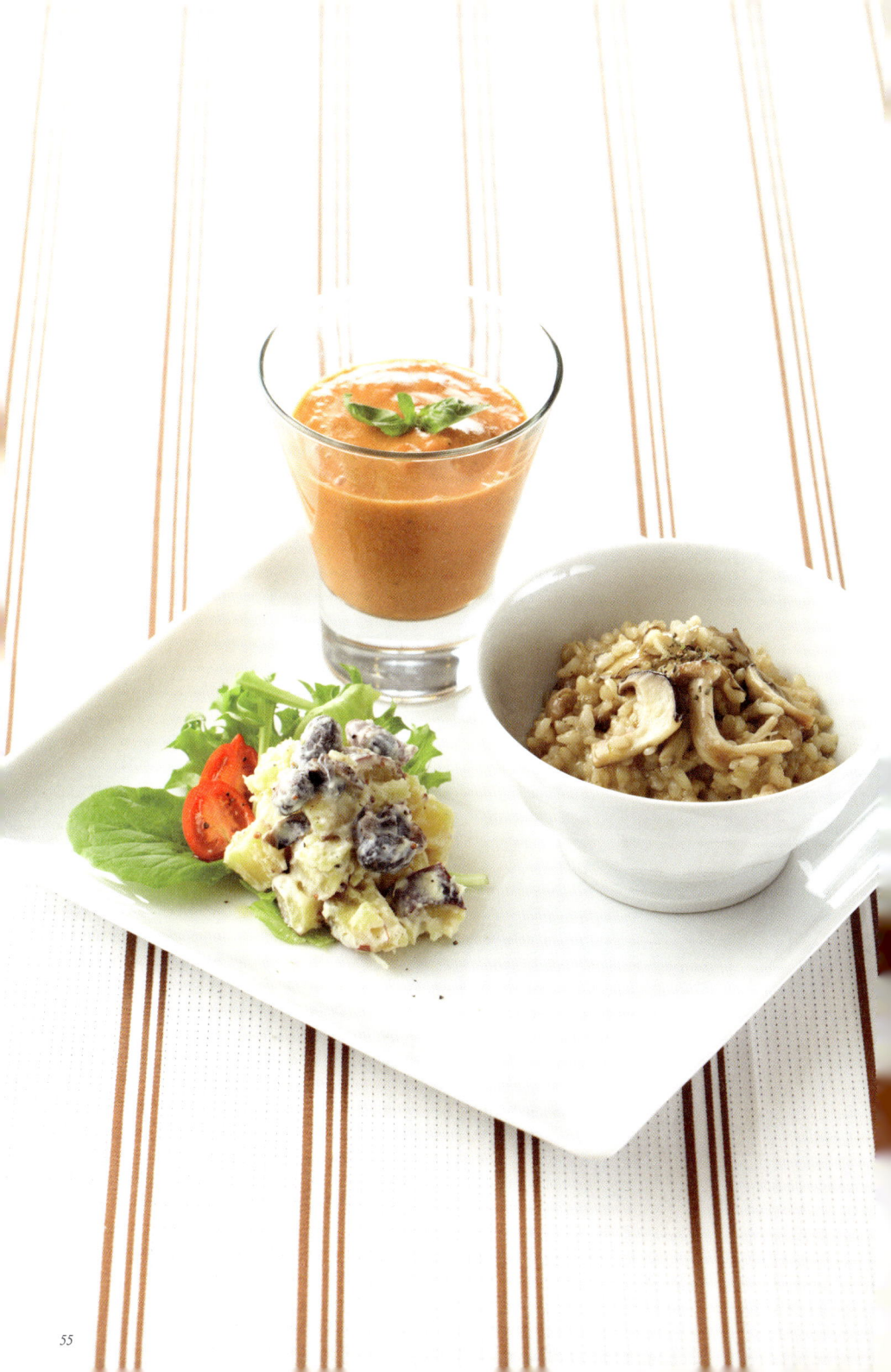

Dinner 夕食

夜は体内の細胞が回復するために再生する時間。疲労回復、免疫の助けになる食材を積極的に摂りましょう。体のサイクルから言えば、8時までに食事を終わらせるとよいでしょう。

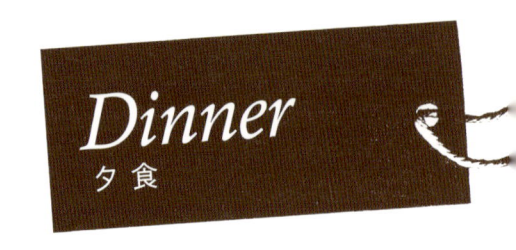

野菜のしっかりしたコク
ひよこ豆のミネストローネ

◆材料(2人分)

ひよこ豆(または好みの豆)…1/8カップ
水(浸水用)…ひよこ豆の3倍量
玉ねぎ…中1/4個
にんじん…小1/5本
かぼちゃ…1/8カップ分
セロリ(茎部)…3cm
りんご…小1/8個
お好みでにんにく(みじん切り)…小さじ1/4
オリーブオイル…大さじ1/2
水…2カップ
ローリエ…1/2枚
塩…小さじ1/4
こしょう…少々

◆作り方

1　ひよこ豆は3倍量の水に一晩浸しておく。玉ねぎ、にんじん、かぼちゃ、セロリ、りんごは8ミリの角切りにする。

2　鍋にオリーブオイルを入れて、にんにく、玉ねぎを炒める。さらにひよこ豆、にんじん、かぼちゃ、セロリ、りんごを加え炒める。

3　2に1と水、ローリエを加え、蓋をして強火にする。沸騰したら蓋を取り、弱火で10分ほど煮る。塩、こしょう、お好みの香辛料で味を調え、器に盛る。

生で食べるから栄養素がいきいき
マリネ野菜のローカレー

◆材料(2人分)

ご飯…お茶碗2杯分
[マリネ野菜]
にんじん、パプリカ、ブロッコリー、
玉ねぎなど…1カップ
塩…小さじ1/4　こしょう…少々
オリーブオイル…小さじ1と1/2
[ローカレー]
　トマト…1/4個　　りんご…中1/6個
　にんじん…中1/4本　かぼちゃ…1/4カップ
　玉ねぎ…1/8個　椎茸…1枚
　レタス…2枚
　ドライトマト(水で戻す)…1個分
　レーズン…大さじ1
　みそ…小さじ1　しょうゆ…小さじ1
　塩・こしょう…少々
　生カシューナッツ(1晩浸水させる)…8粒
　カレーパウダー…大さじ1
　水…適量

◆作り方

1　マリネ野菜を作る。材料の野菜を食べやすい大きさに切り、水気を切る。固めの野菜は茹でておく。漬物用の容器か、ジッパー付きの保存袋に、切った野菜と塩・こしょう、オリーブオイルを入れて、1〜2時間程置く。

2　ローカレーを作る。水以外の全ての材料を、フードプロセッサーまたはミキサーに入れ、なめらかになるまで混ぜ合わせる。様子を見ながら水を足し、好みの濃度にする。

3　ボウルに2と1のマリネ野菜を入れ、混ぜ合わせたら、ご飯を器に盛り、かけていただく。

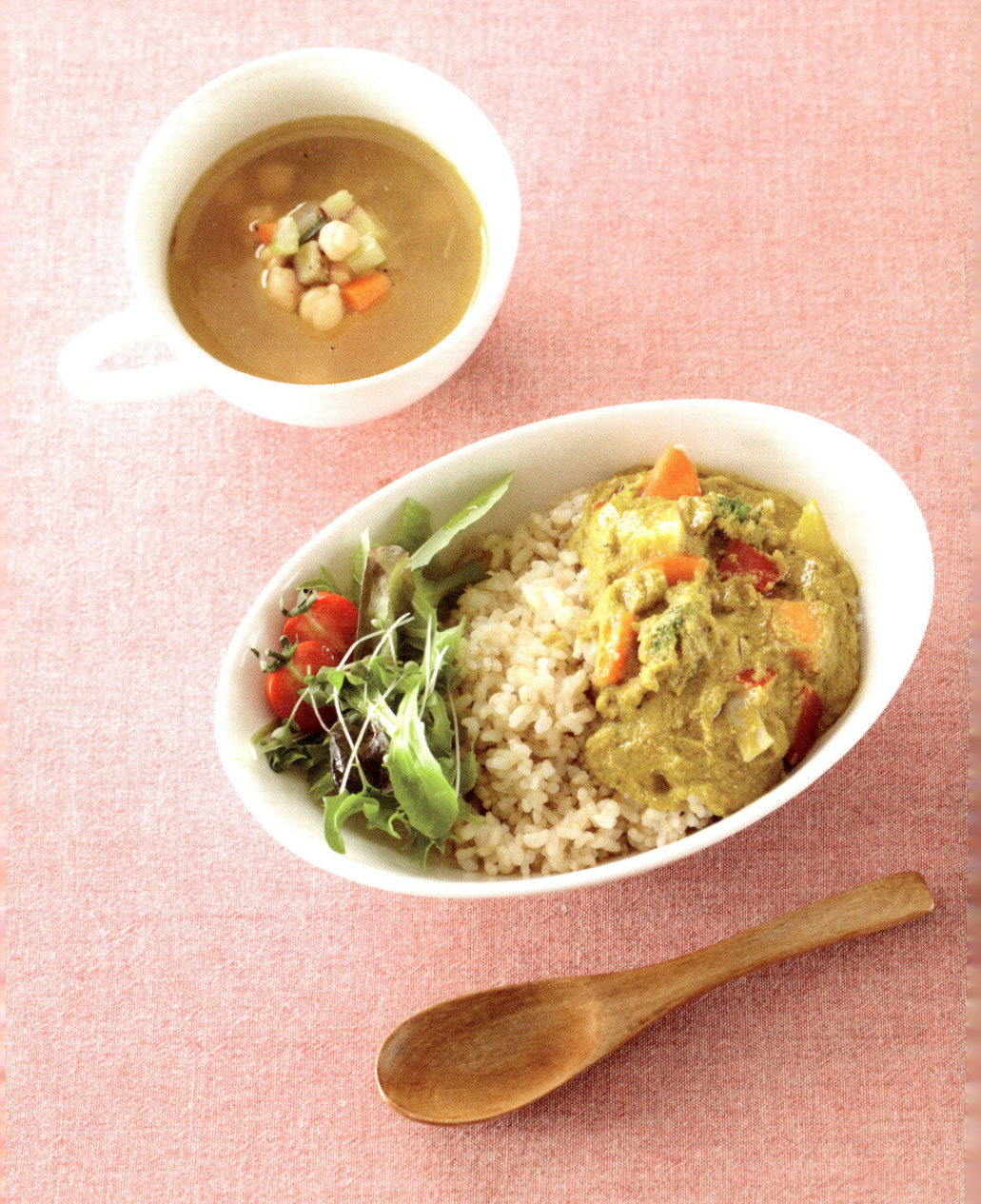

Dinner
夕食

スタミナ満点で疲労回復を助ける
トマトみそのせ3色ネバネバ丼

◆材料(2人分)

ご飯…お茶碗2杯分
納豆…2パック(約100g)
しょうゆ…小さじ1　えごま油…小さじ1
とろろ…1/2カップ　オクラ…4本
トマト…大1/4個　みそ…小さじ2
刻みのり…適量

◆作り方

1　ボウルに納豆、しょうゆ、えごま油を入れ、混ぜ合わせておく。オクラは塩もみ(分量外)してから小口切りにする。
2　トマトは1センチの角切りにし、みそと合わせる。
3　器に盛ったご飯の上に、1と、とろろをのせ、上に2をのせる。お好みでしょうゆをかけてもよい。

ひと味ちがうまろやかな酸味
柚子塩麹ピクルス

◆材料(2人分)

大根、きゅうり、にんじん、パプリカ、セロリ、玉ねぎなどお好きな野菜…適量
塩麹…野菜の容量の約10%
柚子果汁…適量

◆作り方

1　野菜を食べやすい大きさに切り、水気を切る。
2　漬物用の容器か、ジッパー付きの保存袋に、1と塩麹、柚子果汁を入れて、寝かせる。
3　冷蔵庫に置いて1〜2時間で食べられるが、1〜2日置くと、しっとりして美味しい。

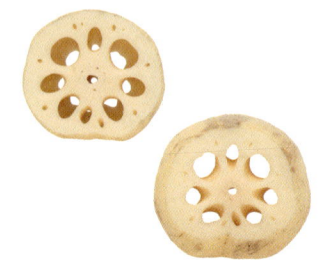

体の芯からポカポカする優しい味
酒粕入り根菜みそ汁

◆材料(2人分)

ごぼう…4cm
れんこん…中2cm
にんじん…小1/4本
油揚げ…3×6cm
ごま油…小さじ1
だし汁…2カップ
酒粕…小さじ2
白みそ…小さじ2

◆作り方

1　ごぼうはささがき、れんこんは薄切りにし、にんじんと油揚げは短冊切りにする。
2　鍋にごま油を熱してごぼうを炒め、さらに、れんこん、にんじん、油揚げを入れて炒める。
3　2の鍋にだし汁を加えて煮る。
4　すり鉢に酒粕と、3の煮汁を少々とり、酒粕を溶かす。
5　野菜が柔らかくなったら火を止め、白みそをとき、4の酒粕を加え混ぜたら、器に盛る。

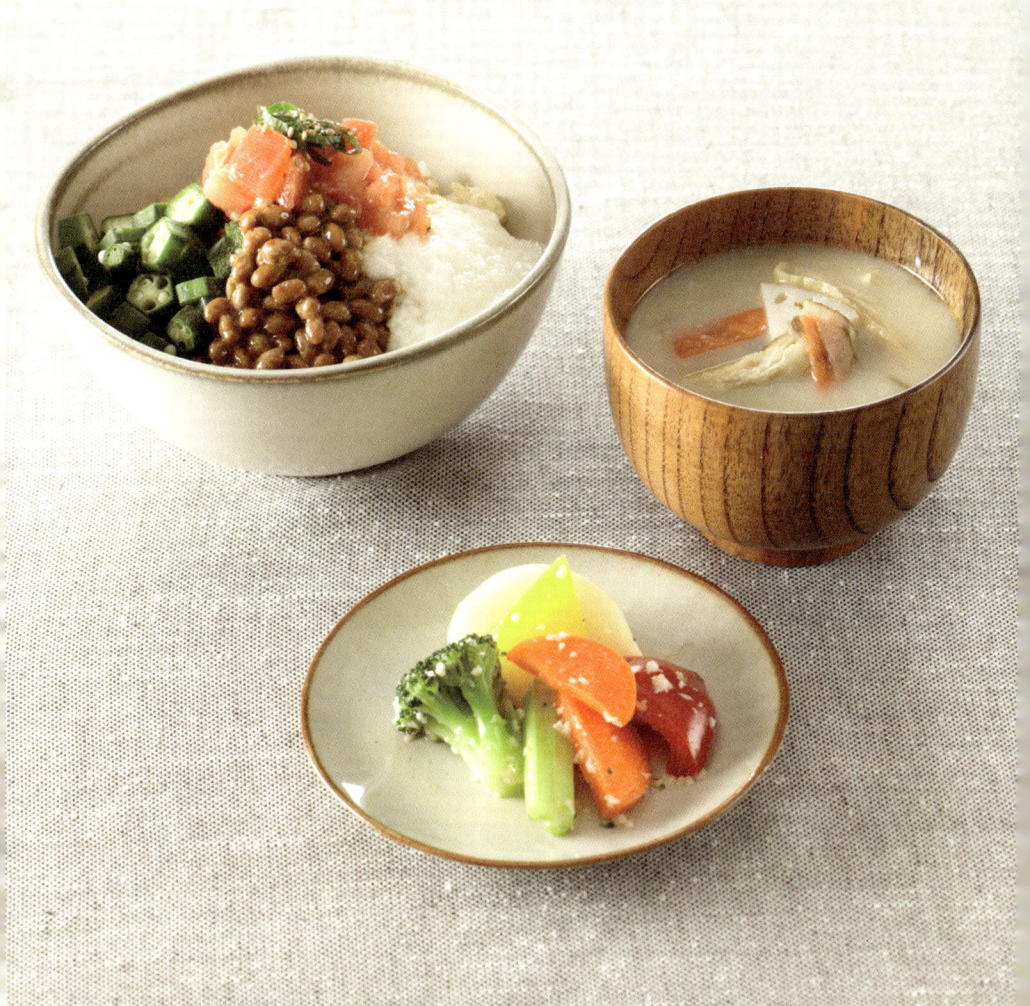

Dinner
夕食

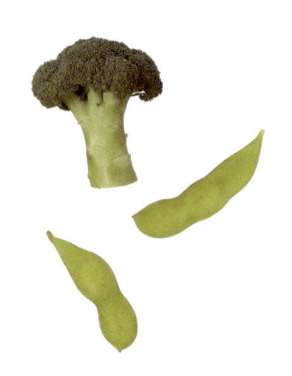

濃厚な豆腐ソースとホクホク野菜
かぼちゃとブロッコリーの豆腐グラタン

◆材料(2人分)

かぼちゃ（一口大に切る）…3/4カップ
ブロッコリー（一口大に切る）…3/4カップ
しめじ（石突を取り、ほぐす）…1/4パック
オリーブオイル…適量
塩…少々
高野豆腐（またはパン粉）…適量
［豆腐ソース］
　絹ごし豆腐…1丁
　白みそ…大さじ1
　オリーブオイル…大さじ2
　レモン果汁…小さじ2
　塩・こしょう…少々

◆作り方

1　フライパンにオリーブオイルを熱し、切った野菜を炒め、塩で下味をつけておく。
2　豆腐ソースの材料をミキサーまたはフードプロセッサーにかけて、なめらかにする。
3　耐熱容器に1を入れ、2をかけ、その上におろし器で高野豆腐をおろしながらのせる。
4　220℃に予熱したオーブンで3を7〜8分焼く。

お口にほんのりと広がる枝豆のやわらかい味
枝豆と塩麹のスープ

◆材料(2人分)

玉ねぎ…中1/8個　オリーブオイル…小さじ1/2
ゆで枝豆…1/2カップ
水…2カップ　塩麹…小さじ2
塩・こしょう…少々
飾り用の枝豆…適量

◆作り方

1　玉ねぎは薄いクシ切りにする。
2　鍋にオリーブオイルを入れ、中火にかけ、1の玉ねぎを良い香りが出るまでよく炒める。
3　2の鍋に下ゆでした枝豆と水を加えて蓋をして強火にする。沸騰したら、弱火で5分ほど煮る。※このとき、煮立ててしまうと変色するので注意する。
4　3の火を止め、粗熱を取ったら、塩麹と一緒にミキサーに入れて、なめらかになるまでかくはんする。様子を見て、水を加えながら、濃度を調整する。
5　4を鍋に戻して温めたら、塩・こしょうで味を調え、器に盛る。

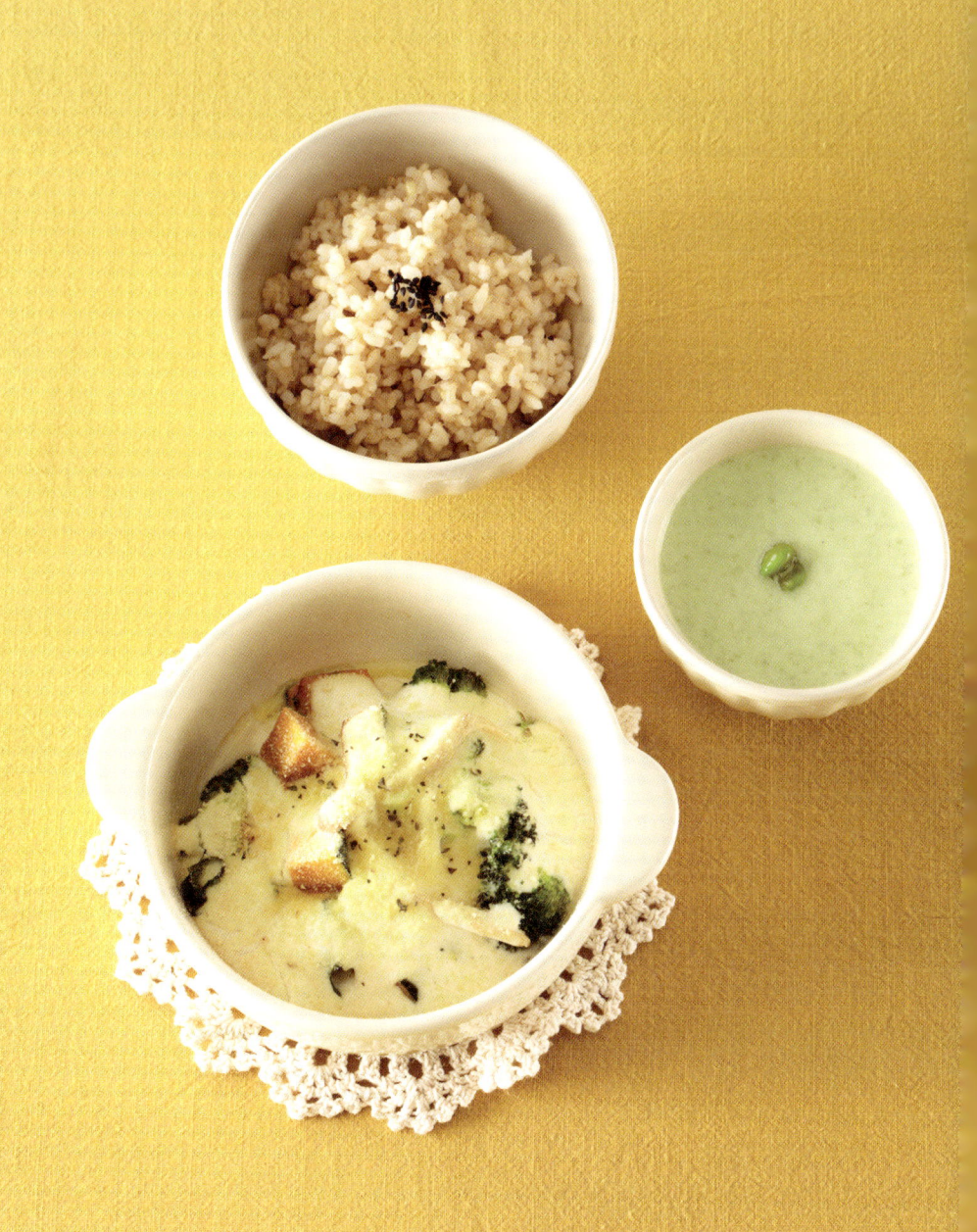

Dinner 夕食

スパイスが効いた燃焼系スープ
にんじんとかぼちゃのポタージュ

◆材料(2人分)

にんじん…中1/4本　かぼちゃ…1/4カップ
玉ねぎ…中1/4個　なたね油…適量
クミンシード(またはクミンパウダー)…少々
水…2カップ　豆乳…1/4カップ
塩・こしょう…少々

◆作り方

1　にんじんとかぼちゃは薄切り、玉ねぎは薄いクシ切りにする。クミンシードはすり鉢ですりつぶしておく。
2　鍋になたね油を入れて中火にかけ、玉ねぎを甘い香りがするまで炒める。さらににんじん、かぼちゃを加え、よく炒める。クミンシードと水を加え、蓋をして強火で煮る。
3　火からおろし粗熱を取り、豆乳と一緒にミキサーにかける。
4　2の鍋に3を戻し、塩・こしょうで味を調え、器に注ぐ。

さっぱりドレッシングが決め手
りんごと野菜の千切りサラダ
オレンジハーブドレッシング

◆材料(2人分)

りんご、キャベツ、にんじん、大根など…適量
[オレンジハーブドレッシング]
　オレンジ果汁…1/4カップ
　お好きなドライハーブ…小さじ1
　亜麻仁油…大さじ1
　塩…小さじ1/4　黒こしょう…少々
　にんにく(すりおろし)…適量

◆作り方

1　りんごと野菜を千切りにする。
2　オレンジハーブドレッシングを作る。全ての材料をボウルに入れ、混ぜ合わせる。※ドレッシングボトルを使って混ぜると便利。
3　1を器に盛り、いただく直前に2をかける。

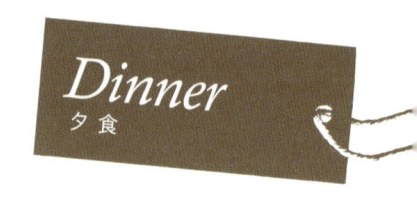

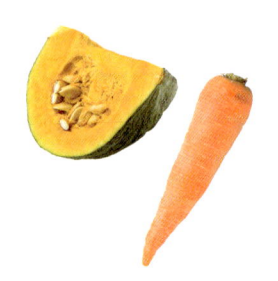

ふわふわ食感のヘルシーバーグ
野菜おろしハンバーグ

◆材料(2人分)

玉ねぎ…1/4個
さつまいも…1/4カップ
ごぼう…大さじ3
れんこん…1/4カップ
にんじん…大さじ3
[A]
　乾燥ひじき(水で戻す)…1/4カップ
　おから…1/4カップ
　しょうが(すりおろし)…小さじ1/4
　にんにく(すりおろし)…少々
　塩・こしょう…少々
油…適量　大根おろし…適量
飾り用大葉(細切り)…適量

◆作り方

1　玉ねぎはみじん切り、さつまいも、ごぼう、れんこん、にんじんはすりおろす。
2　1の野菜と[A]の材料をボウルに入れ混ぜ合わせ、ハンバーグ状に成形する。
3　フライパンに油を熱して、2を焼く。
4　器に3を盛り、大根おろし、大葉をのせる。

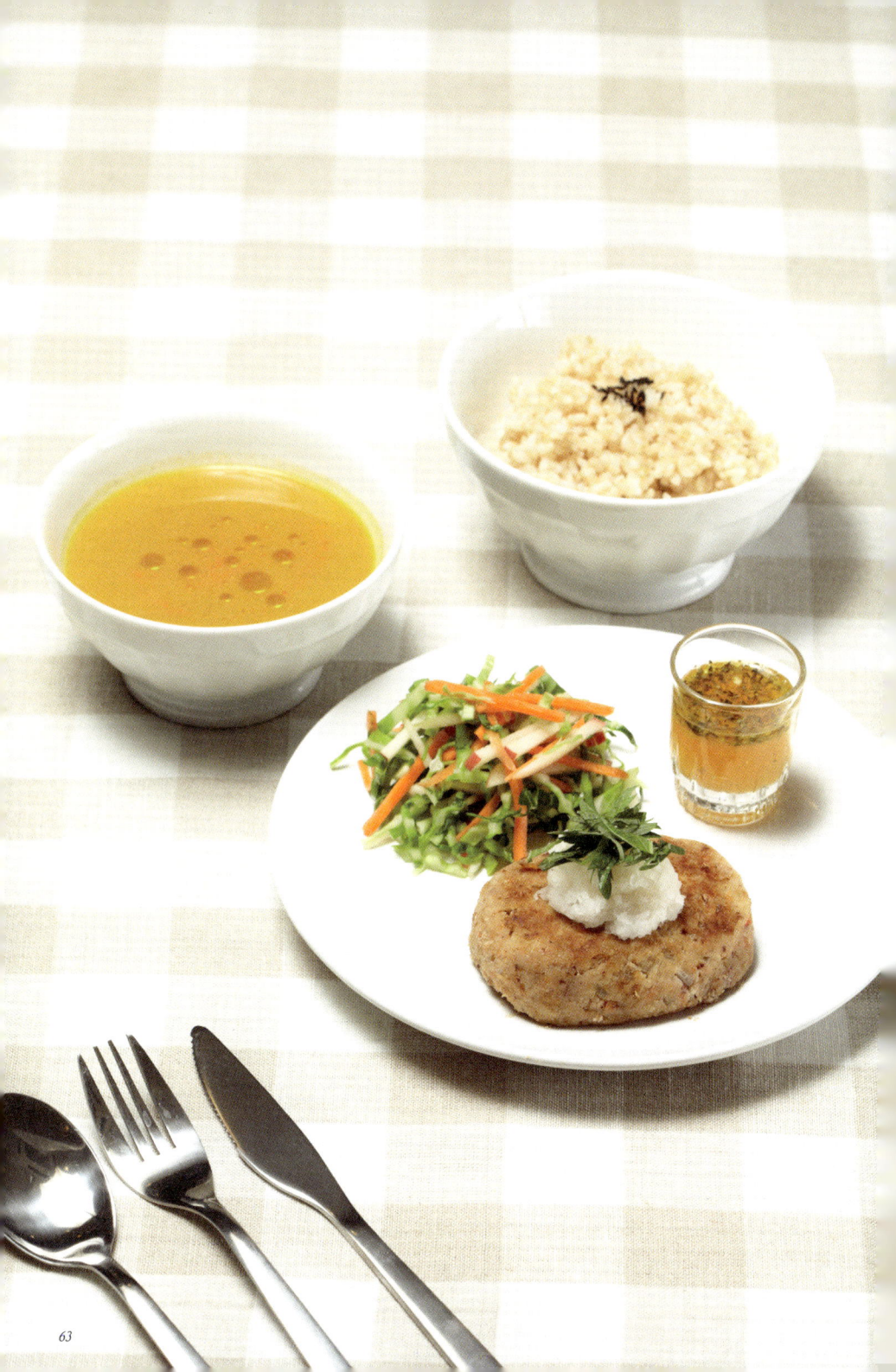

Snack
間食

ファスティング後に、どうしても甘いものが欲しくなったときは、ヘルシーなスイーツなら安心。また季節のフルーツや優しい甘みを使うと、少しの量でも満足できます。

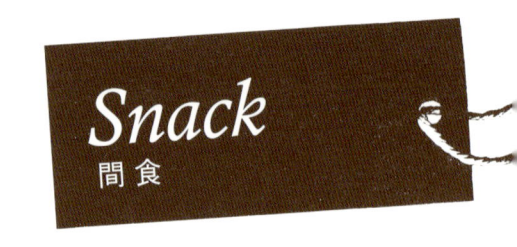

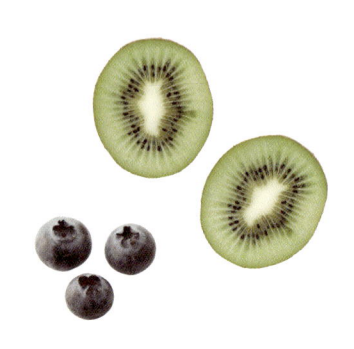

風味豊かなごま味とまろやかな
酸味のブルーベリー味
2種の甘酒アイス

◆材料（各2個分）

［ごま］
- 練りごま(白)…大さじ2
- いりごま(黒)…大さじ1
- 豆乳…1/3カップ
- 甘酒…1/2カップ
- 塩…少々

［ブルーベリー］
- ブルーベリー…1/2カップ
- 甘酒…1/2カップ
- 塩…少々

◆作り方

それぞれの材料ごとにミキサーなどで混ぜ合わせ、別々の容器に入れ、冷凍庫で冷やし固める。

ふわっと軽い口当たりとさわやかな味わい
キウイフルーツのムース

◆材料（2人分）

- キウイフルーツ…1個
- アボカド…1/4個
- バナナ…1/2個
- アガベシロップ（またはメープルシロップ）…適量

◆作り方

全ての材料をミキサーに入れ混ぜ合わせ、容器に移して、冷蔵庫で1時間ほど冷やす。冷凍庫で冷やし固めると、アイスケーキに。

65

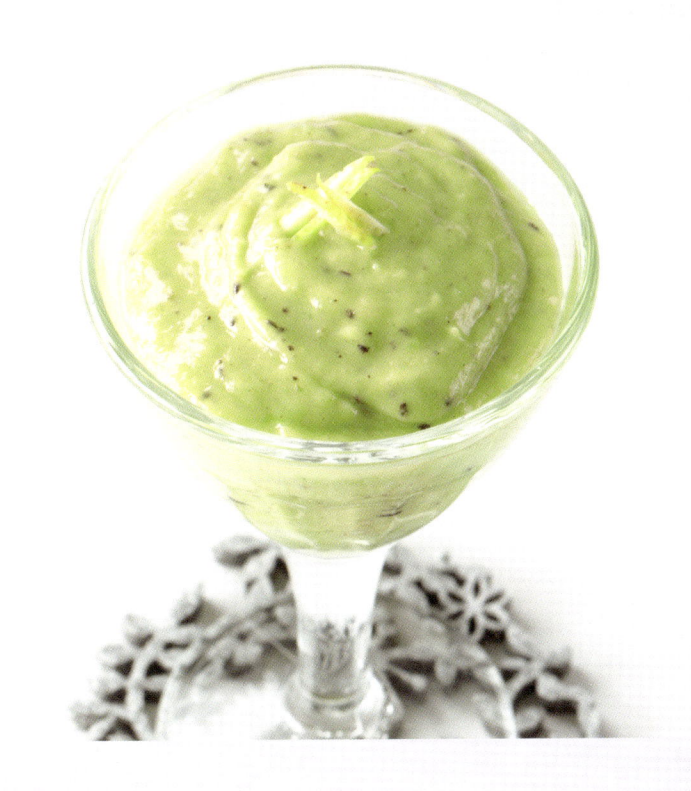

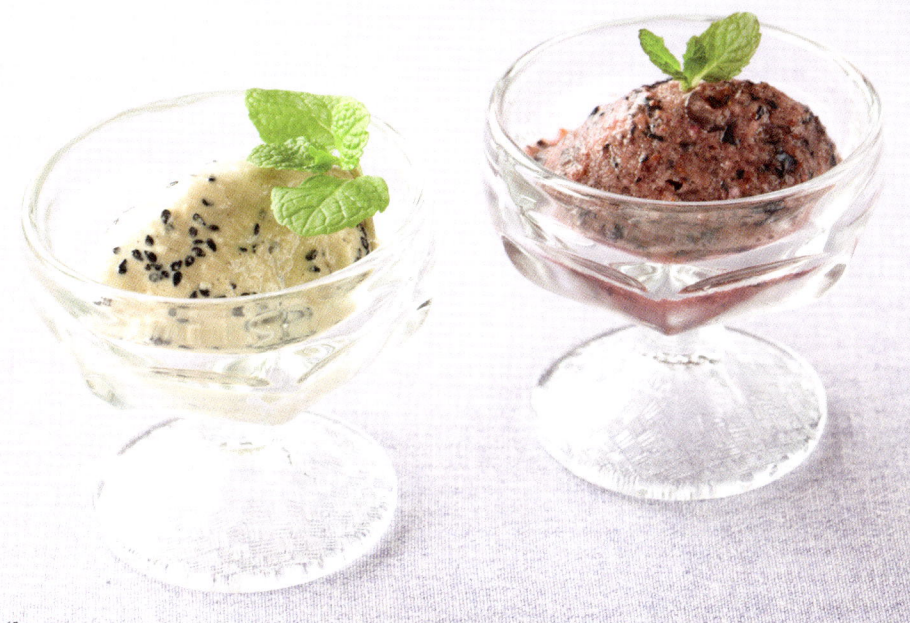

Snack 間食

シロップで煮込んだ格別デザート
りんごとにんじんのコンポート

◆材料(2人分)

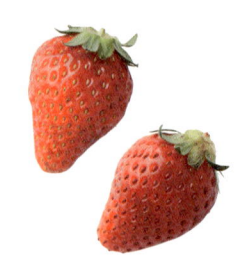

［コンポート］
- りんご(8mm角切り)…大1/4個
- にんじん(8mm角切り)…中1/3本
- アガベシロップ(またはメープルシロップ)…1/4カップ
- レモンの皮(みじん切り)…小さじ1/2
- レモン果汁……大さじ1
- しょうが(みじん切り)…小さじ1/2
- 塩…少々

［とろろクリーム］
- とろろ…1/4カップ
- 甘酒…大さじ1

◆作り方

1 コンポートの全ての材料をすべて鍋に入れ、中火にかける。煮立ったら弱火にし、にんじんがやわらかくなるまで約7～8分煮る。
2 火を強め、混ぜながら煮詰めて、温かいうちに器に盛る。※常温に冷ましてからでもよい。
3 とろろクリームの材料を混ぜ合わせ、2にかける。

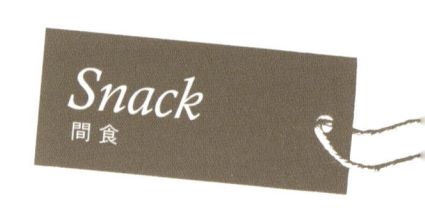

プルプル食感と濃厚いちごソースがやみつきに
いちごと豆乳のババロア

◆材料(2人分)

［A］
- いちご…10個
- アガベシロップ(またはメープルシロップ)…小さじ2
- レモン果汁…小さじ1/4

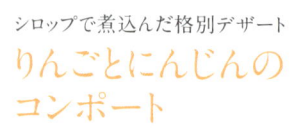

［B］
- 豆乳…1カップ
- 葛粉…小さじ2
- 粉寒天…小さじ1/2
- アガベシロップ(またはメープルシロップ)…大さじ1
- 水…1/4カップ

飾り用いちご…適量

◆作り方

1 ［A］の材料をミキサーに入れ、ピューレ状になるまでかくはんする。
2 ［B］の材料をボウルの中で混ぜ合わせる。
3 2の半量と1のいちごピューレ1/4カップ分を鍋に入れ、かきまぜながら加熱する。沸騰したらすばやくかき混ぜ、火を止める。
4 3を器に入れ、冷蔵庫で冷やす。
5 2の残りと水1/4カップを鍋に入れ、かきまぜながら加熱する。沸騰したらすばやくかき混ぜ、火を止める。
6 5を4の上に入れ、さらに冷蔵庫で冷やし固め、1の残りを上からかける。

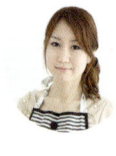

レシピをつくったのは…奥野ユキコ

大学では栄養学を専攻。長年の悩みである体調不良を治すため、2002年からマクロビオティックやリビングローフード、分子栄養学、植物療法を学ぶ。後に菜食系レストランやスクールで働き、現在は機能食品メーカーで商品開発・イベント企画・広報を担当。酵素ファスティング研究会での指導、料理教室やイベントを開催している。

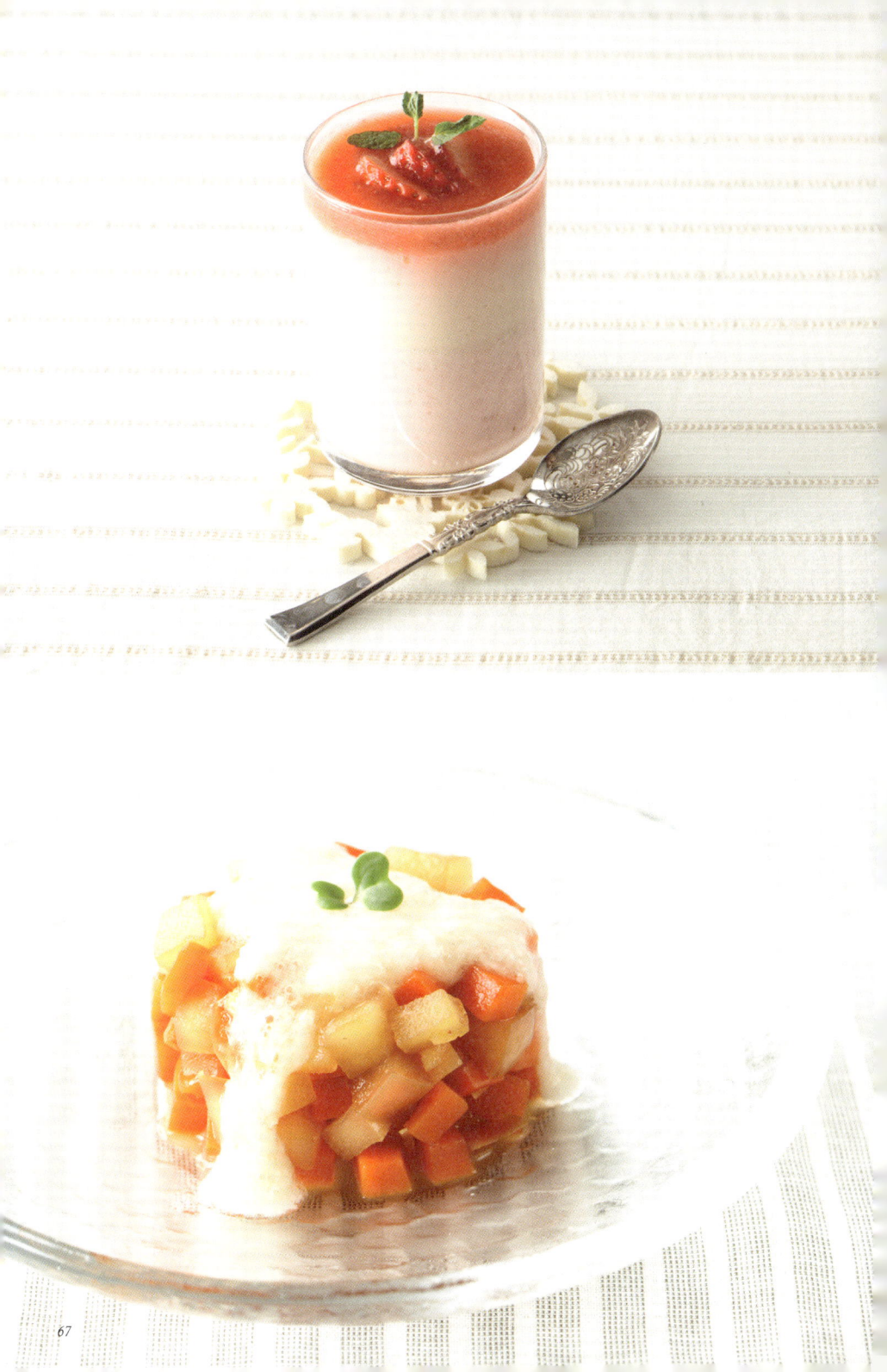

Chapter 5

After Care
Part2

アフターケア編 2
酵素ファスティング後の過ごし方

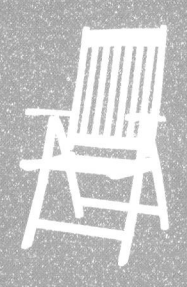

整えた体をキープして痩せやすく太りにくい体作りを

酵素ファスティングを終えると、不調が改善し、体調がいい日が続きます。だからといって油断は禁物。これまでと同じような食生活をしていれば、せっかく排出した毒素もまた溜まってしまいます。酵素ファスティングを終えた体は、自然と栄養価が高くピュアな食事を求めるようになるので、体の声をしっかりと聞いて、バランスのとれた体に優しい食べ物を摂るようにしましょう。

また、筋肉を増やして体脂肪を燃やす体づくりも大切です。落とした体重をキープし、リバウンドしないためにも、ウォーキングなどの有酸素運動や、筋トレ、ストレッチ、ヨガなどの運動を日常生活に取り入れましょう。無理のない範囲で運動を行うと、筋肉がついて痩せやすく太りにくい体へと近づいていくでしょう。

さらに、不調を感じたら食事の質を見直し量を減らす、半日酵素ファスティングをするなどして、毒素が溜まってしまわないうちに、普段から少しずつデトックスするように心がけることも大切です。

ファスティングヨガ

酵素ファスティング中、手足が冷える、眠くなるなど症状がでるとき、それは体がデトックスしている証拠。ファスティングヨガでは全身をほぐし、血流を十分に流すストレッチをしてから、リンパの流れや代謝を良くし胃腸や骨盤回りのインナーマッスルの働きを促すヨガポーズを行います。そうすることで、酵素ファスティング後の「代謝力があがった状態」に近づけます。

まずは基本の呼吸からトライ！

呼吸法
【効果】
効果〜調心調身。
腸を刺激し、代謝を促す。

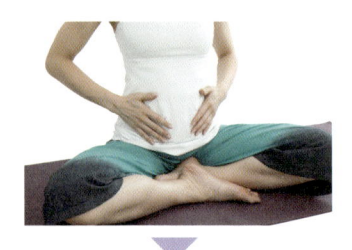

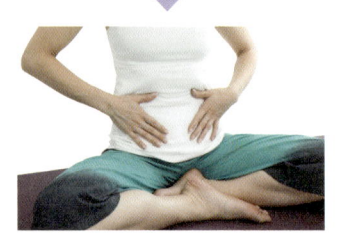

好きな瞑想の姿勢で座り。頭と背筋はまっすぐに伸ばし、目を閉じて、全身をリラックスさせる。両鼻から深く息を吸い、お腹を膨らませ、腹筋を強く収縮させて吐く。リズミカルに20回に分け吐き出す。※難しい場合10回程度からはじめる。

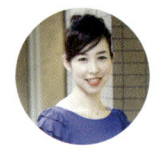

教えてくれたのは…
窪田多恵子
（Taeko KUBOTA）
アーユルヴェーダ・ライフスタイルコンサルタント。 全米ヨガアライアンスインストラクター。日本マタニティフィットネス協会会員。ベビーマッサージ協会会員。JNHC認定インストラクター・アーユルヴェーダヨガ、チベット体操。食育アドバイザー。 http://taeko.jp/
衣装協力：arati

ポーズ中の呼吸法について
吐きながら行う場合は　[吐]
吸いながら行う場合は　[吸]
と表記しています。

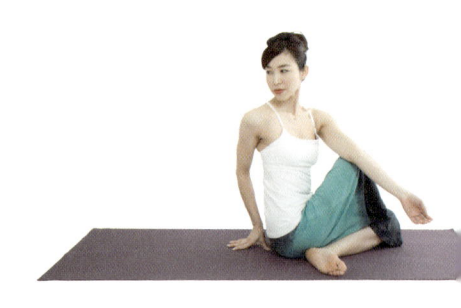

70

肩まわりのストレッチヨガ
【効果】
リンパ節の刺激と肩こりをほぐす。

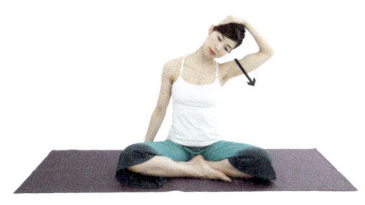

足のほぐし
【効果】
足にたまった老廃物を流す。
冷え防止。

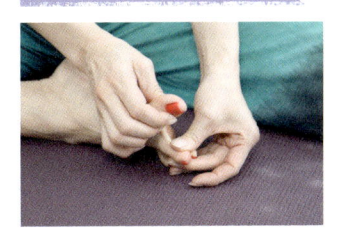

1 [吐]リンパ腺の流れを意識しながら首を倒す。倒した反対の肩は落とす意識を持つとよりストレッチを感じる。

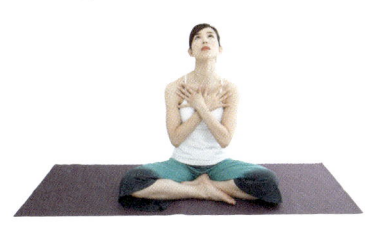

1 親指と人差し指、人差し指と中指という順で引き離すように上下にほぐす。最後は親指と小指を。

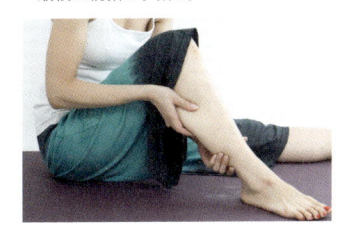

2 [吸]胸に手を当てクロスさせ、胸を開くようにあごをあげる。

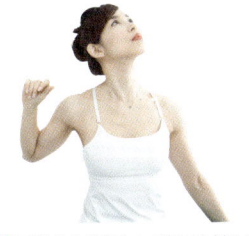

2 ふくらはぎを下から上にほぐす。

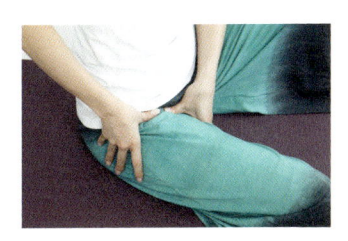

3 [吸]肩甲骨を意識しながら肩を斜め後ろに引く。

3 太ももの付け根はリンパ腺が集中しているので入念に。親指で指圧する。

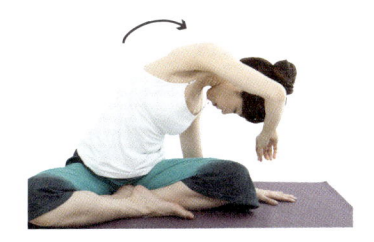

4 [吐]おへそをのぞきこむように、脇の下を開きながら斜め前に倒す。

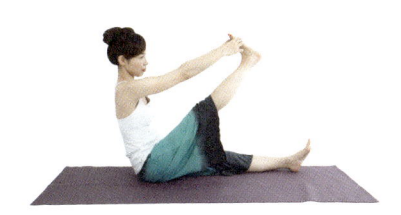

4 ひざ裏を伸ばすことを意識しながらストレッチ。

開脚前屈
【効果】
そけい部をひらきリンパ節の刺激、腰が伸びる。

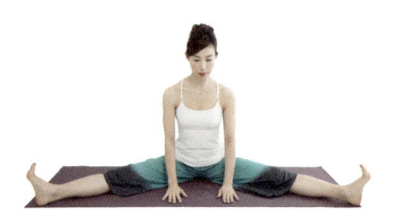

1 足を大きく開脚し、恥骨周辺と内太もも、腰を伸ばす。

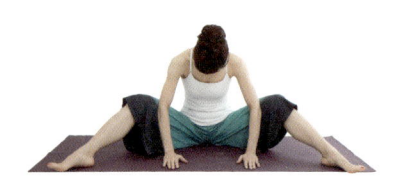

2 難しい場合は膝を立てる。

鳩のポーズ
【効果】
胸や喉まわりのリンパ腺をひらく。
美顔、小顔効果

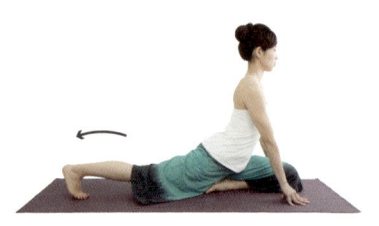

1 正座から、前に手をつき、片足を後ろに伸ばし床に足の指をつける。踵を後方へ。膝が浮くくらい行う。太ももの前をストレッチ。

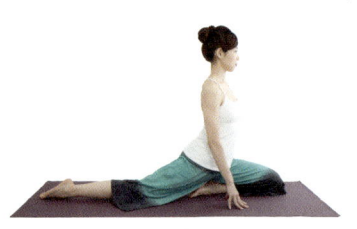

2 足の甲と膝をつき、[吐]手で床を押し背骨を伸ばす。

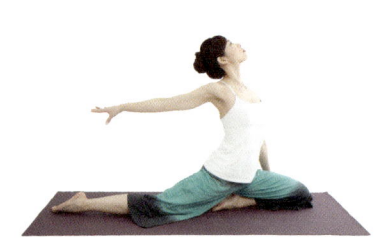

3 右手を後ろに伸ばして[吸]顎をあげる。

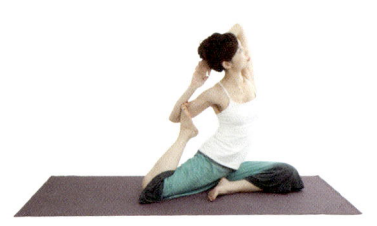

4 頭の後ろで手を組み、伸ばした右足を曲げる。※難しい場合、喉は伸ばさない。

英雄のポーズ
【効果】太ももを中心とした筋肉を使い、全身に刺激を与えて身体をあたためる。

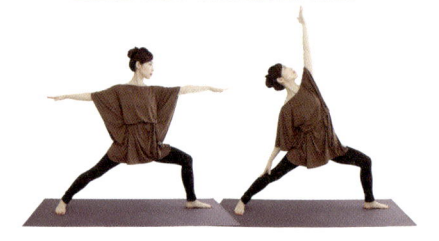

1 マットの上に立って足を横に大きく開き、そのまま前の膝をまげ大きく手を開く。

2 [吐]そのまま曲げた足側の腕をあげ、その指先に目線を移す。体側を伸ばす。
※難しい場合はあまり膝を曲げない。

全身のめぐりをよくする
【効果】ヨガをした後の身体をほぐす。

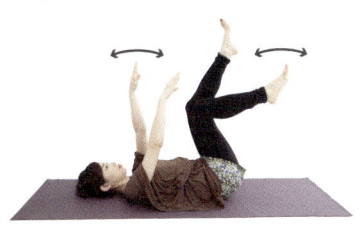

1 マットに寝て手足を上げ、交互に振りながら毛管運動をする。

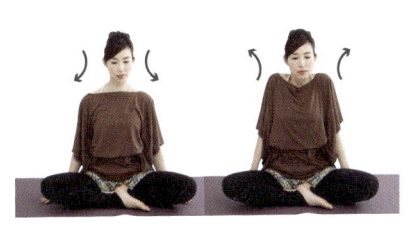

2 マットに座り、肩を上げて一気におろす。

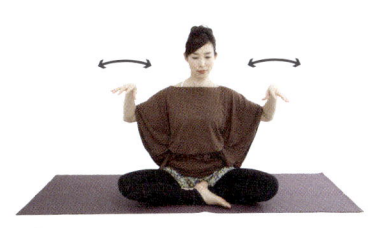

3 手首をふる。

最後はゆっくりリラックス

休息のポーズ
【効果】ヨガの効果を最大限に引き出すために、横たわった休息のポーズをとる。

マットに仰向けに寝て身体の力を抜き、気持ちも解放して休む。

猫のポーズ
【効果】背骨まわりと腰をほぐす。腹筋と背筋のバランス強化。

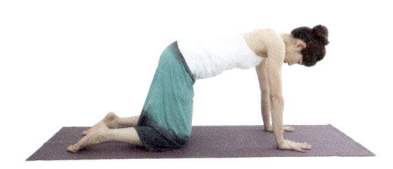

1 四つん這いになり、背中と床を並行にするよう意識し腹筋と背筋のバランスをとる。

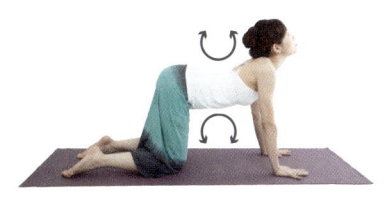

2 呼吸と連動して、ゆっくりと[吸]反りながら目線を天井へ[吐]腰を丸めながら目線をおへそへ。猫のポーズをとる。

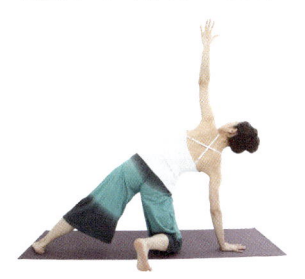

3 猫のポーズから片足を横に出し腕を上に上げて身体を斜めに引き伸ばす。

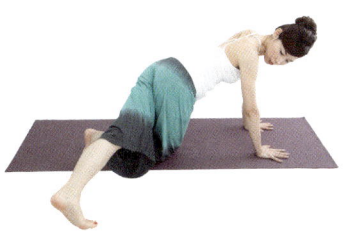

4 猫のポーズから片足を出来るだけ横に出し[吐]その足を振り返り体側をのばすポーズ。

半日酵素ファスティング

一回目の酵素ファスティング後以降の健康維持や忙しい人に最適なのが「半日酵素ファスティング」。さらに毎日行うと効果的です。前日の夕食が18時で、半日酵素ファスティング当日の昼食が12時だった場合、胃腸は18時間も休息できたことになります。

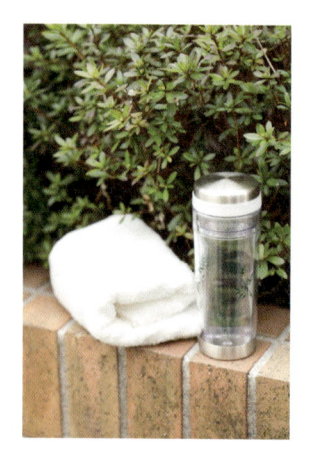

食事以外で気をつけること

- 水分を多めに摂取する。
- 激しい運動をする時には、ファスティングジュースを摂取する。
- 3日間酵素ファスティング同様、嗜好品は避ける。

menu

朝食	**酵素ファスティング** ファスティングジュース	水分はミネラル豊富なナチュラルウォーターまたは糖分がなく、カフェインレスのお茶をたくさん摂取してください。
昼食	**回復食** フルーツや生野菜を中心とした食事	できればフルーツのみが最適です。旬であるものオーガニックや自然栽培のものを選び、よく噛んで食べましょう。手軽にしたいならスムージーもおすすめです。
夕食	**回復食** お粥など消化の良いもの	卵やお肉など動物性のものや油分の多いもの、刺激物は控え、野菜や穀物を中心とした食事をたっぷり摂りましょう。胃腸に負担をかけないことが大切です。

おわりに

　はじめての酵素ファスティングを終えていかがでしたでしょうか? 体は軽くなり、頭も冴えて、心はしっとりと落ち着いたかもしれません。これは決して特別な状態ではなく、あなたが持つべき本来の姿なのです。

　現代には多くの食べ物が溢れ、それらのなかには農薬や添加物などによって、生命力が失われたものもあります。ジャンクフードや添加物たっぷりの食事を摂っても生きることはできますが、それは自然に則したことではありません。

　酵素ファスティングを終えたあなたには体の声が聞こえているはずです。それらが"健康に生きるために必要である食事"なのか……。

　本来の自分に還り、健康で美しく、そして飛躍的に生きるためには、体の声をふだんからきちんと聞くことが大切です。"食べない"ことで得られるものは、"食べる"ことで得られるものよりも大きいのです。

酵素ファスティング研究委員会

Item

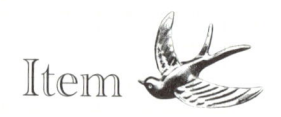

酵素ファスティングに欠かせない発酵飲料をはじめ、
さまざまなアイテムをご紹介。

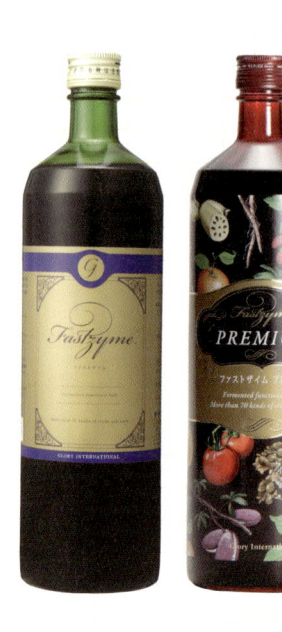

酵素ファスティングに欠かせない発酵飲料

　70種類以上の厳選した安全な野菜や果物を3年半、熟成発酵させた純植物性の乳酸菌発酵飲料。ビタミンやミネラルをはじめ、生きたままの酵素や乳酸菌を含んでいるので、発酵促進物を補い、腸内環境を整えるのに役立ちます。また食物繊維を含まないので、消化に負担をかけません。フルーティーな味わいで飲みやすく、ファスティングジュースとしてはもちろん、毎日の健康維持のためにも飲んでいただけます。
　「ファストザイム」に含まれる野菜の配合を高め、栄養素や腸への作用にこだわり、ブレンドしたのが「ファストザイム プレミアム」。杏林予防医学研究所 山田豊文所長監修により、ファスティングをサポートするMSM、マグネシウム、カルニチンといった成分や抗糖化に対応する紫菊花など、絶妙なレシピで配合。よりデトックス力・再生力を高めたファスティングジュース。ひとつひとつ手作業でつくられるため月間500本限定の販売です。

左 ファストザイム　900ml　¥15,750（税込）
右 ファストザイム プレミアム 900ml　¥20,000（税込）

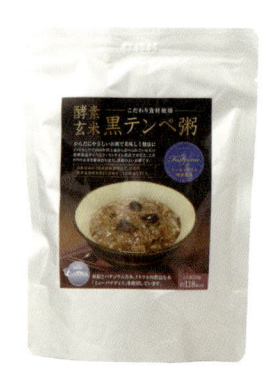

回復食にぴったりのおかゆ

良質なたんぱく質を含む黒大豆のテンペ。そして酵素農法によって育てられたこだわりの玄米と黒米、ミネラル成分がたっぷりの「ミューバナディス」、竹焼き塩、こだわりぬいた食材を使い贅沢に炊き上げた消化のいいお粥。また玄米の胚芽にある有効成分を活かす、高低温高圧2段式殺菌調理法を採用しています。

酵素玄米黒テンペ粥　250g　¥399（税込）

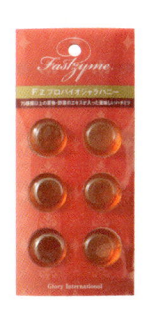

甘いものが恋しくなったときに

オーストラリアの政府が自然保護した砂漠地帯で自生しているユーカリの木から採取後、加熱・濾過しただけの天然100％の蜂蜜「アクティブジャラハニー」。オーストラリア政府の研究機関により、美味しさ、安全性、抗菌力などが実証されています。その「ジャラハニー」と乳酸菌発酵飲料「ファストザイム」を一緒にキャンディ状に仕上げました。

Fzプロバイオジャラハニー　23g(6粒)　¥525(税込)

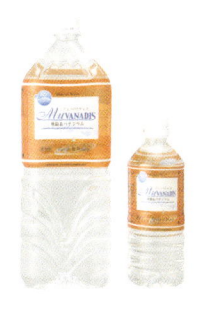

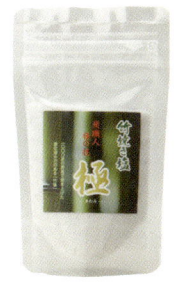

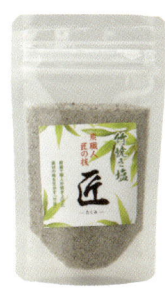

素材の味を活かす竹焼き塩

酸性に近い食塩を、職人の手をかけた窯で一週間じっくりと焼くことで、アルカリ還元塩へと変化します。ナトリウムやマグネシウムが減少し、口に入れた時の舌あたりがとてもまろやかに。また増加したカリウムが食材本来の味を引き立てます。「極」は、さらに高温の1000℃の窯で一週間焼いた逸品。歯みがきやマッサージ、お風呂にもぴったりです。

竹焼き塩「匠」100g　¥630(税込)
竹焼き塩「極」100g　¥630(税込)

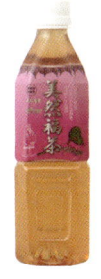

良質なお水で健やかな毎日を

新陳代謝を促し、皮膚の老化防止作用を持つ、美容に欠かせないバナジウム、デトックスに最適といわれる亜鉛など、豊富なミネラル成分を約34種類以上も含むナチュラルミネラルウォーター。クラスター（水分子）がとても小さいので、口当たりがやわらかく、お料理やお茶を入れるときに使うと、おいしくなります。

ミューバナディス2L×6本入¥3,300(税込)／
2L×12本入¥6,000(税込)
ミューバナディス500ml×24本入¥4,800(税込)

飲みやすいヘルシーなお茶

古くから漢方薬として用いられてきた「天台烏薬（テンダイウヤク）」は、病気の原因となる活性酸素の活動を抑制する、SOD酵素を多く含みます。「美然福茶」は紀州で無農薬栽培された天台烏薬の新鮮茶葉を手摘み・天日干しし、無添加で仕上げた健康茶。ノンカフェインで胃腸にもやさしく、落ち着いた渋みと深い旨みがおいしいお茶です。

美然福茶（びぜんふくちゃ）
500ml　¥280(税込)×24本入

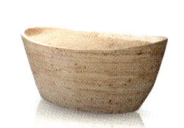

エンザイムスパ

デトックスに最適な酵素温浴「エンザイムスパ」（岡山県産ひのきのおがくずを100％使用）。これを備えたサロンもあります。上記でご紹介しているアイテムもお試しいただけます。詳しくはHPまで。

問い合わせ
株式会社グローリー・インターナショナル
フリーダイヤル：0120-195-878
http://fastzyme.glory-web.com/

Information

酵素ファスティングの知識をもっと深めたい人に
オススメのスポットやイベント情報

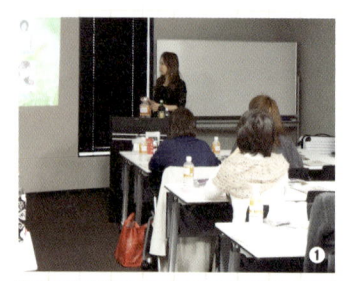

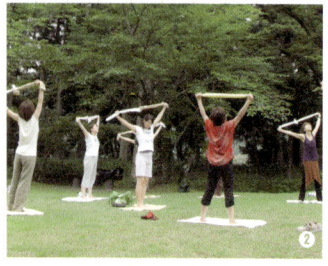

酵素ファスティングの
知識をより深める

2012年3月から発足した、酵素ファスティングに関する知識をより深め、身近な存在にするための活動を行う研究会。ファスティング方法の指導やアドバイスをはじめ、ファスティングジュース（発酵飲料）を使用した酵素ファスティングについてのセミナー、合同合宿、自宅で行える週末酵素ファスティング（準備食を参加者で食べて、翌日から各自ファスティングを行う）などを定期的に開催。詳細はお電話または、Eメールにて。

酵素ファスティング研究会……………………………………
事務局　株式会社グローリー・インターナショナル内
TEL 0120-195-878
info@glory-web.com

❶定期的に行われるセミナーには酵素ファスティング初心者から実践者まで参加者はさまざま。
❷食事だけではなく、ヨガやストレッチなどのセミナーも行っている。

学んで、仕事に役立てるための
公式検定

ファスティングマイスターは、美容と健康、そして食育のスペシャリストの資格制度。各分野に特化するのではなく、美容と健康と食育を総合的に学ぶことでファスティングと関連する総合的な知識を獲得し、元気で健康で美しいライフスタイルに活かすことができる検定。より知識を深め、仕事などに取り入れたい方にオススメ。検定取得についての詳しい説明会は定期的に無料で行っている。詳細は、HPまたはお電話にて。

一般社団法人 分子整合医学美容食育協会…………………
本部事務局（受付：平日10時〜18時）
TEL 03-6659-3715　FAX 03-6659-3681
http://fasting.bz

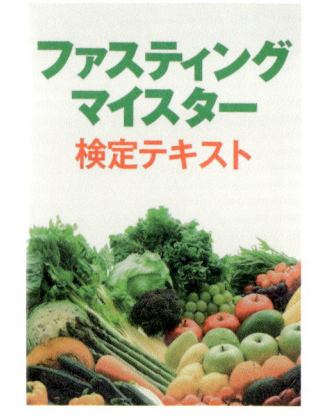

ファスティングマイスター検定テキストは1890円（税込）＋送料（メール便）160円にて購入できる。電子書籍版も有。

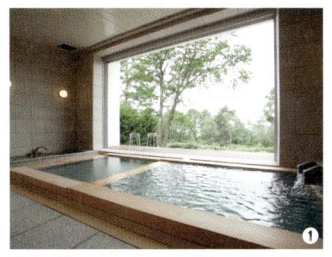

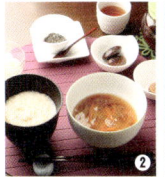

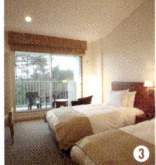

贅沢気分で体感できるファスティング

草津温泉街にほど近い、デトックス&リフレッシュをテーマとした、リゾートホテル。高原のリゾートに居るような抜群のロケーションのなか、ファスティングを実践できる。準備食として、植物性素材だけで作られたヘルシーなマクロビオティックメニューも食べられます。贅沢な気分に浸りながらもしっかりデトックスできる。プラン詳細はHPまたは電話にて。

ホテル クアビオ……………………………………………………
住所〒377-1711　群馬県吾妻郡草津町草津226-63
ご予約用フリーダイヤル　0120-89-0932
TEL　0279-89-8181　http://www.kurbio.com

❶浅間山が一望できる、源泉100%かけ流しの半露天風呂。
❷消化と栄養バランスを考えた補食メニュー。
❸ゆったりとくつろげる客室は3タイプから選べる。

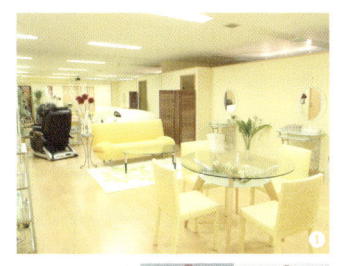

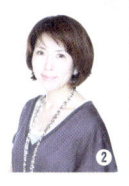

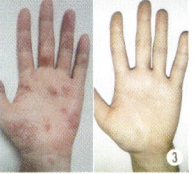

エステと酵素ファスティングで集中デトックス

JR八王子駅から徒歩1分。"エステをもっと身近に"をコンセプトとした女性専用サロン。エステに加え、デトックスに最適な岩盤浴やゲルマニウム温浴などのリラクゼーションも豊富。またエステメニューをプラスした、酵素ファスティングコースもおすすめ。同店オーナーも酵素ファスティングの実践で、長年の悩み、ストレスだった手荒れを克服したひとり。

サロン ド アヴァンセ……………………………………………………
住所 〒192-0083八王子市旭町8-10 比留間ビル3階
TEL 042-660-5513
営業時間 10時〜20時※日曜日は18時まで　定休日 月曜日
http://sp-avance.com/

❶ゆったりとしたサロン内。プライベートルームは9室完備。
❷内側からの美を追求するオーナー窪田さん。
❸酵素ファスティングで手荒れがこんなにキレイに。

酵素温浴で"ほっと"一息してみませんか。

忙しい現代女性は知らないうちにストレスを溜め込みがちで、体のシグナルを見過ごすことが多い。そんな女性たちに癒しをあたえてくれる女性専用サロン。岡山産ひのき100%のおが粉を使用した酵素温浴で体の芯から温め、その後は施術でホットな心と体になり、"ほっと"一息できる。訪れた方からは「本当に癒されて、究極の時間を過ごせた」と好評を得ている。

酵素温浴 ほっとたいむ……………………………………………………
住所 〒470-0343 愛知県豊田市浄水町伊保原 398 番地
TEL 0565-48-6506
営業時間 11時〜21時(最終受付19時)　定休日 水曜日
※1日限定4名様まで。完全予約制。駐車場完備。
http://locoplace.jp/t000187643

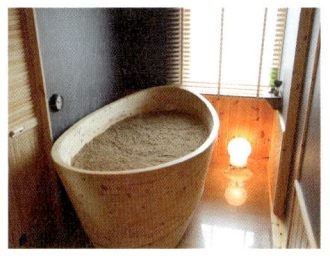

基本メニューの酵素温浴は25分・3500円(使い捨ての専用着、バスタオル、ガウン代含む)。ファスティングメニュー 35,000円(発酵飲料、黒大豆テンペ粥、天然バナジウム水、酵素温浴5回分)もオススメ。

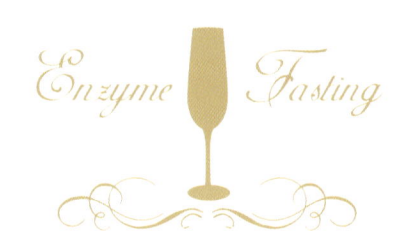

STAFF

料理・レシピ制作	奥野ユキコ
取材・提供・協力	株式会社グローリー・インターナショナル
監修	一般社団法人 分子整合医学美容食育協会
撮影	DOZAKI ／ 八幡宏
イラスト	和田海苔子
ライター	松永真美
デザイン	北田彩
編集	酒井彩

参考文献

『脳がよみがえる断食力』（青春出版社）
『ファスティング・ダイエット』（アスキー・コミュニケーションズ）
『ファスティングマイスター検定テキスト』（サンクチュアリ出版）
『フィット・フォー・ライフ　健康長寿には「不滅」の原則があった!』（グスコー出版）

3日間でカラダ美人
酵素ファスティング・ダイエット

発行日	2012年4月30日
著者	酵素ファスティング研究委員会
発行人	吉良さおり
発行	キラジェンヌ株式会社
	〒151-0073
	東京都渋谷区笹塚3-19-2　青田ビル4F
	電話　03-5371-0441
印刷・製本	株式会社千代田プリントメディア

© Kirasienne 2012　Printed in Japan
ISBN978-4-906913-00-8
定価はカバーに表示してあります。
無断転載・複写（コピー）は著作権法上での例外を除き禁じられています。
落丁・乱丁のある場合はお手数ですが小社までお送りください。
送料は小社負担にてお取替えいたします。